1

Pascale PIETTE

« Les chevaux ont des ailes »

Ou

histoire d'un parcours initiatique

avec mon cheval

Edition : BoD - Books on Demand
12/14 rond-point des Champs Elysées, 75008 Paris
Imprimé par Books on Demand GmbH, Norderstedt, Allemagne
ISBN : 9782810628148
Dépôt légal : Février 2016

« *Le cœur perçoit ce que l'œil ne voit pas* »

AL GAZAL, « Petit Prince du désert »

REMERCIEMENTS :

A tous ceux qui m'ont accompagnée dans ce voyage vers tout ce qui vit.

Merci à mes parents qui croient en moi.

Merci à ma fille en qui je crois.

Merci à Sabine pour sa précieuse amitié.

Merci à Véronique et Patrick qui ont accueilli Hacienda quelques années et ont partagé ma recherche.

Merci à Fabienne pour m'avoir ouvert la porte à la communication animale et continue à m'accompagner.

Merci à Laetitia pour ses merveilleux dessins créés spécialement pour ce livre.

Merci à Christine pour ses encouragements.

Merci à toutes et tous qui ouvrez votre conscience au monde animal.

Et bien sur....

Merci à Hacienda pour sa sagesse, merci à tous les chevaux de ma vie. Ce livre vous est dédié.

Merci à la féline Pounette, qui a réussi à s'imposer pour apparaître dans ce livre.

Dessins : Laetitia PEVERELLI

Photos de couverture : Sabine DUPAS

PREFACE

Ce livre est un recueil d'expériences et de situations vécues avec mon cheval depuis le moment où j'ai fait sa connaissance jusqu'à aujourd'hui.

C'est un témoignage de la transformation progressive de mon regard sur l'équitation, les chevaux et bien plus largement sur le monde animal.

Je souhaite partager quelques réflexions et sensations issues de cette expérience, simple et complexe à la fois, dans l'espoir de bousculer des croyances et de faire changer les habitudes à qui voudra bien se laisser interpeller.

En oubliant ce que j'avais appris, en remettant en question les traditionnelles réponses d'une équitation méthodique, en m'adressant simplement à mon cheval, je suis devenue son élève et j'ai reçu un merveilleux enseignement d'ouverture de conscience.

Outre l'intégration d'une nouvelle conception de la relation au cheval, cela a généré pour moi un grand virage dans ma vie personnelle, professionnelle et spirituelle.

C'est un chemin d'initiation, et les merveilleuses rencontres que j'y ai faites au fur et à mesure de mon avancée ont contribué à cette transformation. Ce chemin me réserve jour après jour de nouvelles découvertes.

Regardons le cheval pour ce qu'il est et non pour ce qu'on voudrait qu'il soit.

N'est ce pas aussi apprendre à se regarder tel que l'on est ?

Chapitre 1- DE YASMINA A HACIENDA

Je suis née loin des chevaux et pourtant si proche à la fois.

Le cheval était au cœur de mes rêves dès ma plus tendre enfance.

Mon environnement de vie se situait en bordure de la ville et n'était pas du tout propice au contact avec les grands animaux domestiques.

J'ai su plus tard que mon grand-père, que je n'ai pas connu, avait un cheval. Il s'appelait « Mouton ».

C'est le seul lien familial avec les chevaux que je connaisse dans mes générations proches.

Et pourtant, à chaque veille de Noël, je demandais à mes parents un cheval en cadeau.

Avec mes yeux d'enfant, je me disais que je pourrais le mettre dans le jardin, que c'était suffisant pour l'héberger. Quand je vois la surface du jardin aujourd'hui (environ 500 m²), je souris de cette belle innocence qui me permettait de croire à mon rêve.

Pour le reste je me chargerais de m'en occuper et de le promener.

J'opposais les solutions faciles suggérées par mon imagination aux arguments raisonnables de mes parents.

Le cheval de mes rêves était parfois noir avec les crins blancs (crinière et queue) , et parfois blanc avec les crins noirs. Quelle que soit la couleur, c'était toujours une jument et elle s'appelait YASMINA.

Je la dessinais souvent, et je faisais admirer régulièrement cette image à mes parents, pour qu'ils ne se trompent pas quand ils choisiraient mon cadeau de Noël.

L'équitation à l'époque restait inaccessible pour les milieux sociaux modérés comme le nôtre. Alors je me contentais de lire des livres d'équitation.

Je savais tout de la manière dont on s'occupe d'un cheval, enfin tout ce qui était dans les livres : Comment on loge le cheval dans le box, quelle est la meilleure litière, la meilleure nourriture, comment on harnache le cheval pour le monter, comment on le fait avancer, comment on le dirige, comment on l'arrête, comment on lui met les fers aux pieds ou encore comment on le dresse.

Connaissant la théorie par cœur, je me considérais parfaitement prête à m'occuper d'un cheval.

Mais les cadeaux de Noël que je recevais me montraient que ma prière n'était pas exaucée. Pas encore.

Alors je la vivais en rêve.

Pendant les voyages en voiture, je me voyais galoper sur le bas côté de la route près de la voiture. Je m'imaginais m'arrêter aux feux rouges et saluer gaiement mon père au volant.

Mon père étant artisan ébéniste, je lui chipais ses tréteaux en bois : deux tréteaux superposés l'un sur l'autre font une belle monture, suffisamment grande et impressionnante pour une enfant. Un coussin en guise de selle, des ficelles de lieuse pour la sangler autour des tréteaux, pour fabriquer des étriers et un filet de fortune, et me voilà à cheval dans le sous-sol de la maison !

Mon cheval de bois s' animait par le balancement de mon corps d'avant en arrière. Je réussissais ainsi, dans mes galopades les plus rapides, à le faire avancer en glissant sur le ciment d'un bout à l'autre du garage (ce qui me valait ensuite des réprimandes pour l'usure anormale des pieds des tréteaux !).

Les traversins sur les lits étaient aussi de très bons figurants. A califourchon sur le traversin posé dans le sens de la longueur sur mon lit, je réalisais les exploits sportifs les plus extraordinaires, sauts d'obstacles, courses de vitesse, combats à cheval, chevauchées éperdues. Les ressorts du sommier en ont été bien éprouvés.

Du haut de mon cheval fictif, je savais m'inventer toutes les histoires les plus merveilleuses.

Un peu plus tard c'est mon vélo qui a remplacé ces montures improvisées.

Je saisissais toutes les occasions de regarder les westerns et les films de cape et d'épée à la télévision.

Mon monde imaginaire se construisait autour du cheval et je trouvais tous les supports possibles pour le rendre plus vrai. Quand je n'en n'avais pas sous la main, je galopais avec mes propres jambes, je me déplaçais à coups de « Hue !! », « Hhoooo !! », « Yaaaaaahh !! ».

Lorsqu'à 15 ans mes parents m'ont offert une vraie balade à cheval pendant les vacances, je bouillais de joie.

Je suis allée seller le cheval noir qu'on m'avait attribué et j'ai mis le filet avec des gestes si sûrs, que le responsable du centre équestre a dit : « On dirait qu'elle a fait ça toute sa vie ! ».

Effectivement, j'avais fait cela toute ma vie, de ma naissance à mes quinze ans, en virtuel et en rêve. La photo qui a été prise ce jour là m'a accompagnée longtemps, elle est encore dans l'album familial.

Mais il y a une chose dont je ne me rappelle pas. C'est d'avoir salué le cheval avant la balade et de l'avoir remercié après.

Ce n'était pas marqué dans les livres que j'avais lus.

Pendant mes études, j'ai enfin pu apprendre à « monter à cheval », et je travaillais l'été dans un centre équestre.

J'ai pris des cours d'équitation, j'écoutais et appliquais ce qu'on me disait sans me poser de question. J'étais tellement heureuse d'assouvir enfin ma passion.

Cela a duré pendant près de 30 années.

Pour mes 45 ans, je me suis acheté une jument espagnole toute blanche (pas facile d'en trouver une avec les crins noirs). Elle s'appelle « HACIENDA ».

Mon rêve est il enfin devenu réalité ?

Et pourquoi a-t-il fallu tout ce temps pour y arriver alors que justement j'ai choisi d'exercer le métier de vétérinaire, ce qui aurait pu me rapprocher des chevaux ?

De YASMINA à HACIENDA que s'est il passé ?

Forte de mon expérience d'équitation classique, je croyais tout lui apprendre.

En réalité, je commençais là mon long parcours de désillusions.

Mon chemin vers les chevaux a vraiment commencé avec Hacienda, enfin, mon vrai chemin !

Celui qui conduit vers le cœur des chevaux et plus largement vers le cœur des animaux, ainsi que vers leur âme.

Cette jument, (puis tous les chevaux que j'ai côtoyés depuis), a été, et est toujours mon Maître.

Elle a transformé mon regard sur les chevaux et sur le monde animal en général.

Elle a transformé mon rapport à la Nature et à la Vie.

Elle m'a transformée.

Mieux vaut tard que jamais.

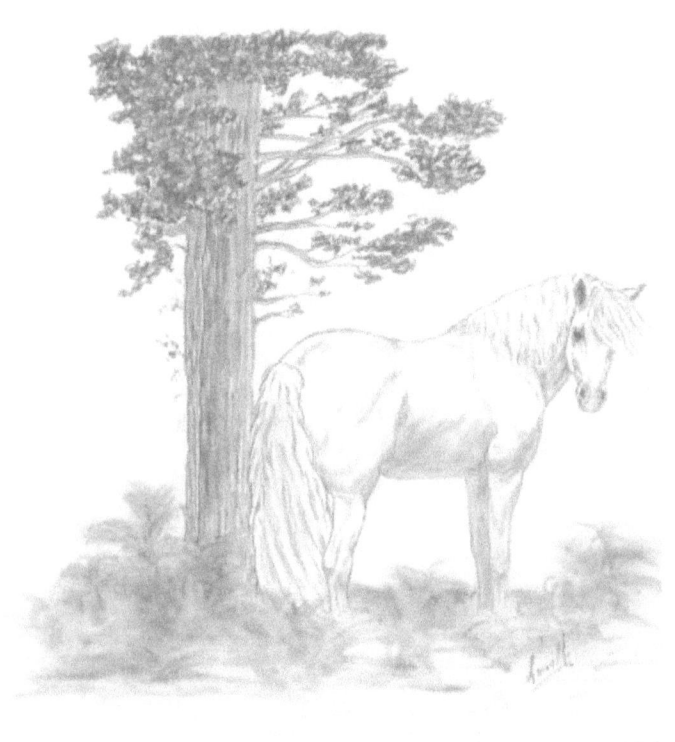

Elle m'enseigne qu'elle n'a pas besoin de moi.

Que c'est la nature qui lui offre ce dont elle a besoin.

Que c'est la nature qui rythme sa vie.

Que cet instant ne peut pas être autrement.

Chapitre 2 - DEVOTION ou ILLUSION ?

Hallucinant ! C'est juste hallucinant !

Je suis là, au service de mon cheval, à le faire brouter sur les talus.

Depuis un mois, je fais cela au moins une heure par jour, parfois moins, parfois plus.

Pas de folles chevauchées, pas de marches sur les sentiers; les balades se sont transformées en « broute-time ».

Dès que je sors Hacienda de son paddock, elle se précipite sur les herbes des talus, et moi je la regarde seulement et je reste là à côté d'elle. J'attends.

Il faut dire que l'appel de l'herbe est puissant.

C'est le printemps, avec toute l'abondance que la nature offre.

Les herbes sont hautes, variées. Je vois qu'elle se délecte des « pattes d'ours » (berces), des achillées millefeuille, des pissenlits, des feuilles de noisetiers, de frêne, des jeunes pousses de ronces....

Dans son champ, pas un seul brin d'herbe ne subsiste. Tout est rasé, la moindre tige qui sort de terre est immédiatement repérée et savourée par le cheval qui a la chance de le détecter en premier.

Et puis il faut garder les autres champs pour cet été, pour que les chevaux du centre équestre puissent avoir un peu d'herbe.

Elle vit là, vingt trois heures par jour dans son paddock, devant un champ d'herbe, séparée de cette immense assiette pleine et appétissante par un simple fil électrique.

Oh elle a de quoi manger bien sûr ! Deux fois par jour : du foin, avec un peu de céréales que je lui apporte.

Mais moi, quand je viens pour la sortir de son paddock, je n'ai pas le cœur à partir au loin avec elle, l'appel de l'herbe est tellement fort.

Alors j'attends, j'écoute, et j'essaye de comprendre, de comprendre l'enseignement.

Encore une situation où elle m'enseigne, même si l'apparence est trompeuse.

Des fois, cela m'énerve. Je sens la colère qui monte. Je voudrais marcher, me promener comme pendant les mois d'hiver, profiter de ce beau temps pour la faire « travailler ».

Mais elle, elle m'enseigne qu'elle n'a pas besoin de moi.

Que le travail est une notion purement humaine.

Que c'est la nature qui lui offre ce dont elle a besoin.

Que c'est la nature qui rythme sa vie.

Que cet instant ne peut pas être autrement.

C'est satisfaisant d'entendre mon cheval hennir quand je viens lui donner à manger.

Mais cela satisfait avant tout mon désir de posséder.

Car c'est de la nature dont elle a besoin pour vivre, pas de moi.

Si je comprends cela, je comprends que la nature est notre Mère à tous.

Notre Mère nourricière, et notre Mère spirituelle.

L'avais je tout simplement oublié ?

Et le cheval lorsqu'il veut bien me suivre alors qu'il a tout ce qu'il faut pour satisfaire à ses besoins, le fait parce qu'il le veut bien, et non pas parce qu'il a besoin de moi.

Et je lui dis merci.

Encore une belle leçon. Voilà plus de cinq ans maintenant que je suis l'enseignement de mon cheval.

J'ai appris ce que les livres ne disent pas, ou très peu.

Depuis que j'ai décidé de l'écouter, je suis contrainte de m'observer :

De m'observer vraiment, sans jugement et sans condescendance, en me détachant du regard des autres.

C'est à ce moment là que les illusions tombent, les unes après les autres.

Et le résultat c'est que je suis là, juste à côté d'elle, à la faire brouter, une heure par jour, plutôt que de monter sur son dos.....

C'est hallucinant ....

Et c'est...merveilleux.

Chapitre 3 - LA RENCONTRE

Hacienda n'est pas mon premier cheval.

Avant Hacienda, j'ai eu Louise, jument camarguaise, directement expatriée des vastes étendues sauvages de Camargue, directement arrachée de son troupeau pour venir en Normandie balader les touristes en quête de sensations.

A l'époque je n'avais pas conscience du traumatisme qu'elle avait dû subir.

J'ai récupéré cette jument magnifique en fin de saison estivale. Elle avait promené les touristes tout l'été. Puis je l'ai ensuite contrainte à une vie solitaire, elle qui avait vécu huit années de sa vie en troupeau.

Avec Louise nous avons parcouru aussi des kilomètres de chemins, et développé une relation privilégiée.

J'adorais son caractère exigeant et fiable, sa puissance, son endurance. Les chevaux de race rustique ont un bon sens en extérieur qui en font de superbes compagnons de balades.

Mais j'appliquais encore des principes d'équitation classique, excepté le fait de me promener systématiquement avec les rênes longues et de parfois marcher devant elle.

Je m'appuyais déjà sur la confiance extraordinaire qu'elle m'inspirait lors de nos promenades.

Je réalise aujourd'hui ce qu'elle m'a donné.

Grâce à elle, ma soif d'équitation était largement étanchée par le fait juste d'avoir à m'occuper d'un cheval. Sa présence autour de la maison me suffisait. La performance cédait déjà la place à la relation.

Elle a été la première enseignante sur ce chemin vers le cœur des chevaux mais à l'époque je me suis arrêtée là, à cet état de bien être.

Et puis un jour Louise s'est couchée dans le champ et ne s'est pas relevée.

Elle avait beaucoup maigri à cause d'un cancer à la mamelle jusqu'à ce jour où son corps fatigué a décidé qu'il ne poursuivrait pas .

Malgré les perfusions et les soins, elle est restée couchée.

J'ai donc du prendre la décision et la responsabilité de l'aider à partir. Je ne pouvais envisager qu'une autre personne que moi le fasse, alors je l'ai fait.

Louise est partie dans mes bras, doucement, au rythme de l'injection que je lui ai administrée.

Les larmes me viennent quand j'évoque ce souvenir, et je sais qu'elle a ouvert la première brèche sur mon chemin.

Après sa mort, j'ai cessé de côtoyer les chevaux.

Je ne voulais plus monter à cheval ni même les approcher. Cela a duré deux ans.

Et puis un jour l'appel a été plus fort. Ayant trouvé un centre équestre qui me convenait, j'ai repris des leçons d'équitation.

Au fur et à mesure du temps, le rêve d'enfant resurgissait dans mes pensées.

J'ai rencontré un homme à qui j'en ai parlé. Il a voulu m'offrir un cheval espagnol.

Il a cherché pour moi dans le département où je vivais, et trouvé un élevage qui cessait son activité et vendait tous ses chevaux.

C'est alors que j'ai rencontré Hacienda.

Tout est allé très vite.

Je l'ai vue pour la première fois acculée dans le fond de son box, le dos couvert de sa « chemise » pour qu'elle ne se tâche pas pour la vente.

Je voyais le blanc de son œil, cela m'a frappée car je ne voyais que cela dans son regard.

Le reste de son être m'était inaccessible.

Je l'ai « essayée » et sur son dos, je me suis sentie physiquement dans un état d'inconfort extraordinaire. J'étais redevenue une vraie débutante à cheval.

Au trot et au galop, je faisais d'énormes bonds dans ma selle. Je sentais la puissance contenue sous moi, et j'étais très impressionnée.

Il y avait d'autres chevaux à vendre, bien plus calmes, bien plus confortables. Je les ai « essayés » aussi.

Mais je restais fascinée par Hacienda, je ne savais pas dire par quoi.

Malgré mon état d'inconfort en selle, j'avais la conviction profonde que je pourrais toujours lui faire confiance.

Face à Hacienda, j'ai été débutante en tant que cavalière, j'ai été débutante en tant que vétérinaire, et encore plus débutante en tant qu'acheteuse.

Je n'ai fait aucun examen vétérinaire.

Elle avait pourtant une énorme cicatrice à un postérieur. Le propriétaire m'a dit que c'était ancien, sans doute de son temps en Espagne, mais qu'elle n'en n'était pas du tout gênée.

Je l'ai cru, et je me suis contentée de le croire. J'ai découvert d'autres cicatrices plus petites plus tard, auxquelles je n'avais pas fait attention.

J'ai regardé le carnet de santé et c'est tout.

Voilà à quoi s'est résumée ma visite d'achat : pas d'auscultation, pas de tests de boiterie, pas de prise de sang, rien.

Je n'ai même pas négocié le prix.

Et qui plus est, j'ai refusé le cadeau que l'on me faisait et j'ai payé le prix fort.

Quand j'y repense je me dis que j'étais comme poussée par une force irrésistible : une évidence.

Je n'ai jamais regretté.

La nuit précédant l'arrivée d'Hacienda près de moi, j'ai fait un rêve.

Je n'avais pas rêvé de ma première jument Louise depuis sa mort quatre ans auparavant.

Dans mon rêve je les ai vues toutes les deux côte à côte.

Louise est venue renifler le museau d'Hacienda.

Tout en rêvant, j'intégrais dans ma conscience l'évidence que cette scène était une passation.

A l'époque, j'ai accueilli cette image comme un signe rassurant car cela me sortait de la culpabilité de « remplacer » mon amie.

Mais aujourd'hui je sais que c'était un message bien plus profond : ce que Louise n'avait pas réussi à faire avec moi, peut être Hacienda réussirait elle ?

Louise a transmis à Hacienda la mission de m'enseigner, de m'instruire, de changer mon regard envers les chevaux, de me faire percevoir une toute autre dimension de leur monde.

Louise avait ouvert la brèche, Hacienda devait m'y engouffrer, plus loin, toujours plus loin.

Depuis, Louise n'est plus revenue dans mes rêves.

Elle poursuit sa propre route dans l'invisible.

Je cherche l'inconnu

La pluie est tombée sur mes yeux

Comme un regard perdu

Elle a voilé mon horizon

Je ne les connais plus

Mes certitudes et mes pardons

Je plonge au creux de ce déluge

Qui se déverse dans mon cœur

A chaque paupière fermée

A chaque goutte éparpillée

La pluie est tombée sur mes yeux

Comme un regard perdu

Je cherche l'inconnu.

Chapitre 4 - QUAND LA BEAUTE CACHE LE TRAUMATISME

Le lendemain de mon rêve, tu arrivais au centre équestre où j'allais t'héberger.

J'étais très fière.

J'étais fière de ta beauté.

Enfin j'avais un « vrai cheval ».

Un cheval que tout le monde m'enviait.

Je réalisais mon rêve d'enfant.

Je voulais t'offrir le meilleur en t'installant dans un box.

Tu avais le meilleur aliment, du bon foin, une couverture quand il faisait froid.

J'allais te voir tous les jours.

Je te brossais, je te bichonnais, je te sortais du box.

Très vite tu es devenue la mascotte du centre.

Celle que tout le monde allait voir.

J'entendais fréquemment « Qu'est ce qu'elle est belle ! »

Je me délectais de ce que tu représentais, du rêve que tu sollicitais aussi chez tes admirateurs.

Et puis après un petit temps d'adaptation, je suis montée sur ton dos, je suis partie en balade, seule.

Et j'ai remarqué...

... que tu n'osais pas brouter la belle herbe verte qui s'offrait à toi quand je t'en donnais la possibilité en mettant pied à terre.

Cela m'a interpellée car un cheval broute de l'herbe dès les premiers jours de sa vie.

Comment est il possible qu'un cheval n'ose pas s'intéresser à l'herbe sous ses pieds ?

Que lui a-t-on fait subir pour qu'il réfute spontanément son instinct inscrit au plus profond de ses gênes ?

La maltraitance n'est pas toujours là où on le croit.

Elle n'a apparemment rien d'immoral quand elle est tradition et culture.

Et pourtant comment qualifier autrement un acte délibéré humain qui amène l'animal à refouler un de ses besoins vitaux les plus fondamentaux ?

Je ne m'étais jamais posé la question auparavant.

C'est justement quand une pratique est tradition ou culture que l'on cesse de se poser des questions, ou de se poser les bonnes questions : celles qui font douter !

Ce que j'aurais pu prendre pour une « bonne éducation » était en fait un traumatisme.

Méfiez vous du cheval trop fougueux comme du cheval trop sage.

Que cache t'il derrière ces masques de parade ?

Seul son œil dévoile la réalité de l'état de son âme.

De quel voile a-t-il été contraint de se couvrir pour s'adapter aux exigences de son environnement ?

De l'œil d'Hacienda, je voyais alors surtout le blanc : son regard était fuyant.

Et moi, comment est mon voile ?

Quelle couleur a t' il, de quelle texture est il fait ?

Comme je n'avais pas conscience de celui de mon cheval, ai-je conscience de celui que je porte ?

N'ai je pas dû étouffer mes émotions, mes aspirations, mes passions pour m'adapter à mon entourage, pour prendre ma place dans ma famille, dans mon travail, dans mon cercle d'amis ?

Est ce que je me permets de goûter à la nourriture qui est faite pour moi ?

Et face à moi même, placée devant le miroir, qu'est ce que je vois dans mes yeux de la réalité de mon âme ?

Il n'y a pas de petit apprentissage.

Seule l'expérience compte.

Pour moi c'était le début.

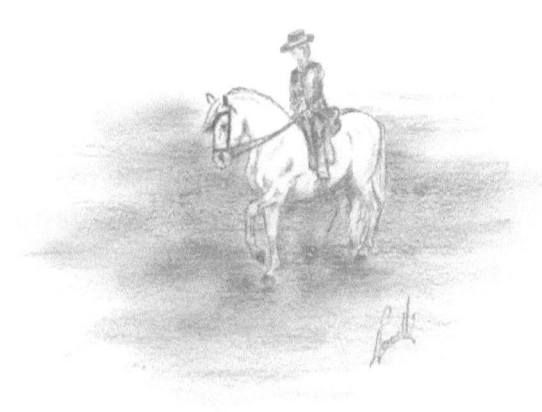

Tu ne marchais au pas

que lorsque

je raccourcissais

et serrais suffisamment les rênes.

Chapitre 5 - QUAND LA FIERE ALLURE CACHE LA PEUR

Mes premières séances montées se sont résumées à essayer de te faire marcher au pas.

Tu ne savais pas marcher au pas.

Dès que je détendais un tout petit peu les rênes, tu accélérais, passais au trot, voire au galop directement.

En fait, tu fuyais la cavalière qui était sur ton dos, moi en l'occurrence.

Tu ne marchais au pas que lorsque je raccourcissais et serrais suffisamment les rênes.

Ton ancien propriétaire m'avait dit : « Il faut la coincer avec les mains ! ».

Ceci fait, tu ramassais alors ton encolure et levais les genoux très haut.

Cela te donnait une belle allure, typique du pure race espagnol.

L'allure qu'a tout cheval qui combat, celle du cheval qui n'est pas « facile » et pour lequel il faut quand même avoir une certaine expérience pour oser le monter.

L'allure qui donne du prestige au cavalier.

L'allure qui satisfait son besoin d'admiration !

Forcément, un cheval qui marche la tête basse, les rênes longues et l'encolure détendue n'a pas le même succès, et n'attire pas les regards.

Pourtant n'est ce pas vers cela que les regards devraient se tourner et se détacher très vite d'un modèle plus « spectaculaire » ?

Car c'est la paix qui devrait être admirée et non la guerre !

Obtenir la paix avec le cheval....

C'est libérer les tensions qui l'oppressent.

C'est toucher la douceur enfouie de son être intérieur.... et la faire émerger.

C'est se libérer de ses propres croyances.

C'est faire la paix avec soi même.

Ce n'est pas le plus simple.

A partir de là, tout peut s'installer et la relation à deux peut vraiment commencer à se construire.

Chapitre 6 - DU DRESSAGE à L'APPRENTISSAGE

Bon, maintenant que tu étais là, maintenant que j'avais un magnifique cheval, il fallait bien que j'en fasse quelque chose.

« En faire quelque chose », voilà bien une expression humaine qui souligne l'abstraction tacite de la conscience animale.

Elle est pourtant largement utilisée dans le milieu équestre, ou tout milieu de compétition ou de travail avec l'animal.

Je restais encore accrochée à cette idée, alors je me suis mise au travail.

Et je ne partais pas de rien !

Je considérais que j'avais évolué car j'avais dans ma besace de connaissances et de formations de beaux principes dits d'« éthologie ».

J'avais lu de nombreux ouvrages, découvert différentes méthodes et participé à plusieurs stages.

Il était temps d'appliquer tout cet acquis avec MON cheval.

Je venais te voir tous les jours.

Je faisais souvent des séances courtes de « travail ».

Je t'ai appris à marcher à côté de moi, à mon rythme, à mon pas.

A reculer avec moi, à « donner ta tête », à tourner tes hanches. Bref tout le beaba de l'éthologie de base.

Mais j'allais plus loin.

Je n'acceptais aucune raison de m'arrêter.

Je voulais t'apprendre le pas espagnol, le piaffer, la révérence.

Tu faisais ce que tu pouvais, mais sans doute que je demandais mal, ou trop ….

Certes j'avais acquis des réponses déjà intéressantes : j'obtenais des arrêts, des pas de côté, des épaules en dedans, des départs au galop du pas, des cessions à la jambe.

Toutefois, dans mes instants de lucidité, je sentais bien que cela te mettait en stress.

Quand je te demandais d'apprendre un nouveau tour, tu sortais toute la panoplie de ceux que tu connaissais déjà, en les mélangeant.

En fait, tu voulais te « débarrasser » de moi au plus vite.

Je n'accédais qu'à une part superficielle de ton être.

Le « quelque chose » que je faisais de toi sonnait faux.

Je le sentais mais n'arrivait pas à l'admettre.

Cela m'empêchait de dormir.

La nuit je réfléchissais aux meilleures tactiques pour te façonner selon mon désir.

C'est que j'oubliais que toi, tu essayais de faire de moi « quelqu'un ».

Tranquillement tu me poussais à rechercher à l'intérieur de moi qui j'étais face aux chevaux et qui j'étais face aux autres.

Il me faudrait du temps pour apprendre.

Tu as pris tout le temps qu'il fallait.

Chapitre 7 - PASSAGE EN FORCE OU SANS FORCE ?

C'était lors d'une de nos premières sorties seules en promenade.

Le chemin que nous avions emprunté est devenu très étroit, et au milieu, le passage tracé était creusé dans un sillon profond.

Les berges étaient très humides.

Je n'ai pas voulu descendre de ton dos, je souhaitais que tu passes absolument dans ce sillon central.

Je voyais pourtant que cela t'effrayait.

Non, je ne voulais pas descendre de cheval.

Cela ne se fait pas.

C'était à toi de t'adapter et d'obéir.

Je t'ai forcée à prendre le chemin.

J'ai talonné. Je me suis énervée.

Tu avais tellement peur de ce passage que tu as préféré prendre la berge.

Et tu t'es enlisée jusqu'au ventre dans la terre meuble de la berge.

Prisonnière de cette boue jusqu'au haut des membres, tu ne pouvais plus bouger.

Dans ma précipitation, je t'ai parlé à haute voix : je t'ai demandé de ne surtout pas essayer de te dégager et d'attendre que je descende.

Il a bien fallu que je descende finalement.

Tu as attendu.

Tu m'as écoutée, tu n'as pas paniqué, ni essayé de te débattre.

Je suis descendue, je t'ai allégée et guidée pour ressortir de la boue.

Tu m'as fais confiance et tu t'es dégagée tranquillement.

Je t'ai remerciée du fond du cœur de m'avoir écoutée.

Nous sommes rentrées l'une et l'autre couvertes de boue.

Cela aurait pu être évité.

Je m'en suis voulue de ne pas avoir entendu ta peur et d'avoir voulu jouer à la plus forte.

Alors à partir de ce jour je suis descendue de cheval à chaque fois que je te sentais effrayée pour un passage.

Même si « cela ne se fait pas » .

Talonner ne sert à rien.

Ouvrir la voie et inviter oui.

Petit à petit, avec le temps, tu me suis de plus en plus tranquillement, car tu sais que je respecte tes peurs.

Tu sais qu'en marchant devant, dans les passages délicats, je choisis le plus facile pour toi.

Tu te cales à mes pas, et tu me suis avec de moins en moins d'hésitation.

Sans talonnades ni énervement, tu passes.

Tu me suis simplement.

Je souris.

Et je m'interroge : Comment est ce que je me comporte face à un obstacle qui se présente sur mon chemin de vie ?

Ai-je réellement besoin de l'affronter voire de l'abattre pour continuer à avancer ?

C'est l'unique solution que j'avais apprise et que j'appliquais jusque là.

Cependant, si je prends le temps de me mettre en sécurité pour regarder l'obstacle qui se présente à moi, et de me recentrer, qu'est ce qui m'empêche ensuite de choisir l'option la plus fluide et la plus douce pour le passer tranquillement ?

Certaines fois même, il sera préférable de le contourner.

Qu'importe ?

Après tout, que je le passe en force, en douceur, ou que je le contourne, une fois passé il sera toujours derrière moi, et c'est tout ce qui compte.

Qu'il soit derrière moi.

Chapitre 8 - LA MORSURE DE L'ILLUSION

Le jour où tu m'as mordue, tu m'as rendu le plus grand service.

Il y avait déjà quelques mois que tu étais devenue « mon » cheval.

Avec ta crinière et ta queue ondulées tu faisais toujours ma fierté.

Dans le club où tu étais logée, tout le monde continuait de t'admirer, de nous admirer devrais-je dire.

Quel beau cheval, quel beau couple, quel beau travail !

Car en appliquant les méthodes éthologiques apprises, nous progressions.

Je cherchais à faire de toi mon amie.

Enfin c'est ce que je croyais.

En réalité, je cherchais à faire de toi ma servante.

Je voulais t'apprendre des tours, des figures, des trucs.

Je voulais avoir le cheval le plus beau, le plus obéissant.

J'enchaînais les exercices pour te modeler à l'image que j'avais de toi.

Pendant plusieurs semaines tu t'es exécutée avec générosité.

Tu essayais de comprendre et tu réalisais l'exercice.

J'en retirais de la satisfaction.

Je pensais avoir trouvé la vérité pour créer une belle relation.

Et puis un jour, à la fin d'une séance de travail, alors que je te demandais de répéter un exercice déjà connu, de quoi me satisfaire encore plus, tu t'es retournée...et tu m'as mordue !

Volontairement.

Moi qui te croyais mon amie, moi qui croyais que tu t'amusais avec moi.

J'ai réalisé brusquement que tout cela n'était qu'une illusion.

J'étais aveuglée par mon ego.

Non seulement tu ne t'amusais pas, mais ces séances imposées t'étaient pénibles.

Elles te mettaient dans une grande tension.

Je n'avais rien vu, rien écouté, rien senti, rien compris.

Je n'avais toujours pas accès à ton être intérieur alors que je le croyais.

La relation, celle du cœur, se situait sur un niveau qui n'était pas celui du spectaculaire.

Ce jour là j'ai pleuré longtemps face à l'échec et j'ai très mal dormi.

Mon rêve s'écroulait. Une illusion était tombée.

J'étais blessée au fond de mon cœur.

Le lendemain j'ai décidé de chercher de l'aide.

Je sais aujourd'hui que tu m'as rendu un grand et beau service.

Tu avais osé t'exprimer ! Me dire « ça suffit ! ».

Tu n'as eu aucune pitié pour moi, aucune condescendance.

Ta réaction a été simple, directe, courte et sans jugement.

C'était ta plus belle leçon.

Je n'avais pas à avoir pitié de moi, ni non plus à me blâmer.

Il m'appartenait de faire un vrai choix : celui de me transformer.

Peu de temps après, j'ai commencé à pratiquer la méditation.

Pour aller faire connaissance avec mon être intérieur.

Avec l'espoir d' avoir accès au tien.

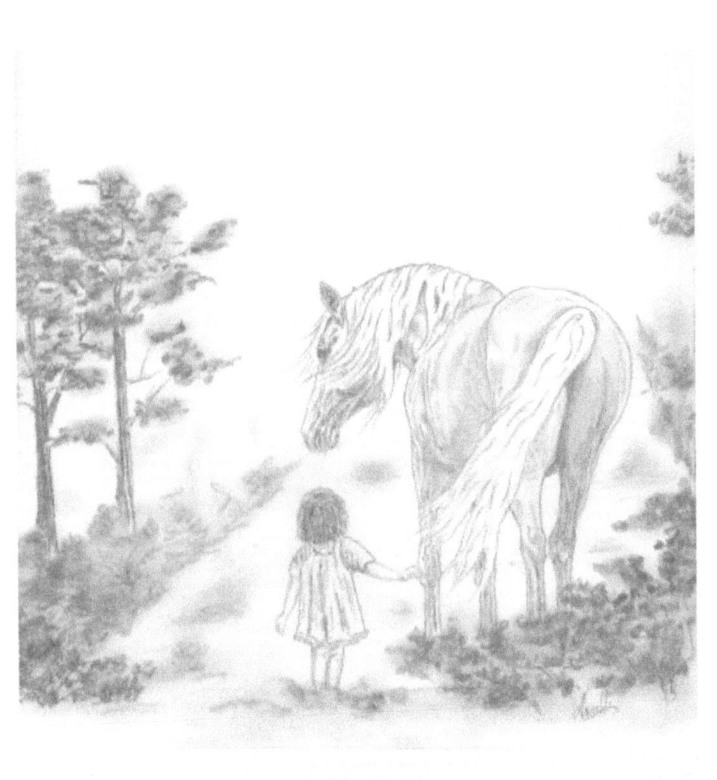

Entrer dans son coeur
Sans se prendre l'âme
Dans un tapis de peurs

Chapitre 9 - LA CONNEXION

Patiemment, je cherche la connexion.

La connexion, c'est ce moment où le cheval est avec soi.

Le moment où il est d'accord pour répondre à une demande.

La connexion est une invitation, pas une obligation.

La connexion est cet instant magique où le cheval dit oui.

Je cherche d'abord la connexion en me concentrant sur les hanches d'Hacienda.

C'est une technique.

Je pousse ses hanches pour attirer sa tête et son regard.

Je suis très proche d'elle, c'est une connexion rapprochée.

Au début, je dois pousser vraiment sur les hanches, les chasser pour obtenir la connexion.

Je fais appel à une énergie d'énervement en moi.

Elle n'aime pas cette action, elle couche les oreilles, c'est trop fort pour elle, trop « violent ».

Suis-je sur la bonne voie ?

J'ai trop de volonté, ou plus exactement trop d'attente. Et cela me crée de l'énervement, de l'agitation intérieure.

Je veux encore la soumettre et je pousse avec cette conviction. Cela ne lui convient pas , elle s'éloigne.

Après une petite pause, je recommence. Cette fois mon état d'esprit est différent : je pousse avec une intention ferme mais calme, sans contact physique et je l'invite mentalement.

Elle répond : elle vient vers moi, puis me suit. Tranquillement.

J'ai compris que la volonté cache une peur de l'échec.

Cette peur me met en tension et le cheval le lit en moi.

Or l'échec n'est que relatif, il n'est échec que parce qu'on met un jugement de valeur sur ce qu'on attend.

Mettre trop de volonté dans un objectif détourne de l'instant présent.

Il est plus agréable d'évoluer avec ce que la vie apporte que de vouloir absolument y arriver.

Cela ne signifie pas renoncer, mais ouvre à accueillir.

Au début de ma pratique en acupuncture vétérinaire, forte de mes nouvelles connaissances, je voulais appliquer à tous prix la technique.

Cela me rassurait.

Aborder une pathologie avec tel diagnostic, tel point, tel méridien.

Je voulais réussir, ne surtout pas me tromper.

J'ai découvert que l'énergie est bien plus maligne que ma volonté.

Elle est douée de son intelligence propre dans le corps dans lequel elle circule.

Telle une rivière, si je la force à passer par un endroit alors que le corps n'est pas disposé car il y a un barrage, elle repartira là d'où elle vient, ou pire elle ira se loger dans un autre lit au risque de provoquer une nouvelle perturbation.

La volonté ne tient pas compte de cette interrogation fondamentale :

De quoi le corps a t'il besoin ?

Vouloir le rectifier est une fermeture.

L'inviter à se rectifier lui même est une ouverture.

Je viens de lire un livre sur la communication animale. La communication télépathique avec les animaux est possible d'après ce qui est dit dans ce livre.

J'y crois.

J'ai constaté tant de coïncidences, entendu tant d'histoires extraordinaires d'animaux au cours de ma pratique de la médecine vétérinaire tandis que la logique de mon esprit formaté scientifiquement se sentait dépassé. Malgré tout, cela restait extérieur à moi même et je n'avais pas le temps de m'y attarder.

Aujourd'hui, je me sens attirée par la communication animale, avide d'en savoir plus et prête à explorer.

Mon premier désir après avoir lu ce livre est de savoir comment la pratiquer concrètement.

Alors je fais mes essais. Je tente de communiquer avec mes animaux par la pensée. J'envoie mes pensées.

Nirvana, mon chat, me signifie clairement l'échec de mes tentatives en affichant une indifférence totale à mes demandes télépathiques. Il reste joueur et espiègle et ne s'attarde absolument pas auprès de moi lors de mes phases de méditation.

Hacienda est plus tolérante, elle me soutient. Debout devant elle, je me concentre et essaye d' « entendre » ce qu'elle a à me dire. Elle vient poser son museau sur mon, visage et sa tête sur mon épaule. Je prends cela comme un encouragement.

Je prends tous les jours un peu de temps pour essayer de méditer, vider mon esprit, ouvrir mon cœur. Je reste parfois vingt minutes, une demi-heure comme cela. Le temps passe vite .

Mais il ne se passe rien.

Je remarque par contre que mon sens de l'observation s'est affiné, c'est du moins ce qu'il me semble.

Je suis aussi beaucoup plus sereine au quotidien.

Les oiseaux aussi m'ont encouragée. Lors d'une de mes périodes d'exercices intenses de tentatives de contact télépathique, ils sont venus me voir.

Pendant deux jours, dès que je partais marcher, il y avait un oiseau qui se posait à proximité, ou un autre qui chantait tout près. Je me suis dit « Tiens je n'avais pas remarqué qu'il y avait autant d'oiseaux ! ». J'ai pris conscience de leur présence. ils étaient aussi dans les images que je croisais dans la ville, sur l'ordinateur ou dans les livres. Après ces deux jours, il y en a eu moins, ils étaient moins proches.

C'est décidé, j'irai faire une stage pour apprendre à pratiquer la communication télépathique. J'ai besoin d'un cadre et d'un accompagnement. J'ose faire le pas.

Mais déjà grâce à mes essais, je remarque une chose essentielle : le monde animal a de multiples façons de nous « parler » !

Il reste à apprendre à mieux voir et à écouter.

Se pourrait il que ce soit cela le langage du Cœur?

L'arbre m'a dit

J'ai entendu l'arbre
Il m'a dit « Viens ! »

Moi je n'ai pas voulu le contrarier
Cela me semblait tellement rien
D'accepter son invitation
Alors sans me poser de question
Amusée par ce destin
Je suis venue jusqu'à son pied
Et sur sa peau d'écorce
J'ai délicatement
Posé mes mains

C'est à ce moment
Que j'ai senti soudain
L'immensité du poids
De tout ce que je ne connaissais pas
De tout ce que je ne voulais pas voir
Et j'ai pleuré longtemps

Cela m'apprendra à croire
Que le Rien n'est rien !

L'arbre m'a dit « Viens ! »

Et moi je suis venue

Amusée par ce destin

J'aurais du me méfier

Car depuis ce jour

Et pour toujours

Je suis revenue

Encore

Et encore…

Chercher

Rien

Chapitre 11 - ECOUTE ET ACCEPTE

Aujourd'hui la connexion rapprochée ne va plus du tout.

Hacienda n'est pas du tout emballée par ce travail. Cela l'ennuie, je le sens bien.

J'insiste pourtant.

C'est une erreur, car je suis gagnée par l'agacement.

Je ne le réalise qu'après la séance, au fait que je me sente mal.

Je me sens frustrée et déçue à la fois.

J'ai trop voulu d'elle et n'ai pas accueilli ses propositions.

J'ai cru que devoir absolument obtenir la connexion en poussant les hanches était nécessaire à un « bon travail », mais ça c'est de la technique. La technique rend service, et à partir du moment où elle fonctionne elle a simultanément le pouvoir d'enfermer celui qui l'utilise dans un immobilisme nuisible. Or la vie est faite de mouvement.

La séance d'après, Hacienda me montre encore une fois très vite que l'exercice ne lui plaît pas. Cette fois ci j'arrête. Encore un peu tard, il m'a fallu essayer plusieurs fois avant de la comprendre.

Je n'en peux plus de cet exercice et elle non plus.

Savoir stopper un exercice qui ne convient pas.

Bon sang mais je le sais pourtant !

C'est pas le bon jour, pas le bon moment.

Et alors ? Les chevaux ne sont pas des machines.

Ai je tendance à l'oublier ?

Je l'écoute.

J'accepte.

Passons à autre chose.

Je décide de travailler à distance, derrière elle, avec des longues rênes imaginaires.

Je marche derrière elle. Elle avance d'un bon pas. Je marche bien ancrée au sol.

Cette position m'oblige à observer mon corps et l'énergie que je dois mobiliser de manière plus intense que lorsque je me place devant ou sur le côté.

Je l'invite à tourner en ouvrant mes mains et mes épaules, elle va à droite, je l'invite à gauche elle tourne à gauche.

Nous faisons même quelques départs au trot et des arrêts/reculer.

Elle semble très à l'aise. Je me régale.

Les longues rênes invisibles sont comme magiques.

C'est au langage de mon corps uniquement qu'elle répond.

Je redouble d'attention sur mon mouvement et mes gestes en intégrant conjointement son mouvement et ses gestes.

Dans cette concentration je ne ressens aucune impatience.

Je suis surprise par la qualité de la connexion que j'obtiens alors.

Nous retrouvons la joie dans l'exercice.

C'est la joie qui guide.

La joie me permet d'abandonner le connu, pour aller vers l'inconnu.

Sans crainte.

Le mouvement revient.

Chapitre 12 - QUAND LA SUBTILITE EMERGE

J'ai osé retiré le mors de la bouche de mon cheval.

Nos séances de travail montées se font désormais toutes en licol, à l'intérieur du manège dans un premier temps, puis à l'extérieur dans la carrière.

Aujourd'hui nous nous concentrons sur le départ au pas.

Dans cette nouvelle configuration, je suis contrainte de réapprendre tout ce que je croyais savoir faire.

Avec tous les moyens techniques que nous avons l'habitude d'utiliser avec le cheval, nous n'avons pas idée du système qui se met en place. Changez une donnée du système et tout est à réapprendre. Retirer le mors est une sacrée perturbation dans le système instauré. Le cheval s'exprimera différemment car l'objet principal d'inhibition de son expression a disparu. Il y a donc intérêt à préparer tranquillement le changement. Le merveilleux est que la subtilité peut émerger. Le cheval peut « parler » à voix basse, sans avoir besoin de « crier » pour se faire entendre.

Je demande un départ avec mon corps, avec ma voix sans les jambes.

J'ai vite réalisé que même serrer les jambes constitue une pression beaucoup trop forte pour Hacienda.

Certes elle avance immédiatement à ma demande, et je crois faire des départs corrects.

Cependant Véronique qui m'accompagne, me fait remarquer que la jument fouaille de la queue, se précipite. De plus je sens son dos qui se contracte et cela perturbe mon équilibre, donc mes sensations.

Elle a raison, ma demande est encore trop forte..

Même ma voix est trop forte, le « Allez ! » doit être plus doux.

L'objectif n'est plus seulement un départ, mais un départ en toute décontraction.

Petit à petit, j'apprends à diminuer l'intensité des stimuli que j'émets pour dialoguer avec le cheval.

Le cheval est à ce point sensible qu'il peut réagir à une pulsion extrêmement légère.

Si la pression est trop élevée lors d'une demande qu'elle quelle soit, il exprime les signaux d'une gêne ou d'une tension. Avant je ne les voyais pas. Je croyais qu'un museau de travers, une oreille en arrière, un hochement de tête, une queue qui fouaille, faisaient partie du comportement normal du cheval que l'on fait « travailler » et qui se soumet.

Hacienda m'apprend qu'il n'en n'est rien, que chaque signal émis est important car il marque son état réel d'acceptation ou de contrariété.

En réalité c'est elle qui me fait travailler.

Si je ne capte pas ses messages, elle a tout de même cette générosité d'accepter et d'exécuter mais montre son désagrément par de petits signaux.

A moi de les capter pour éviter de continuer insidieusement dans le stress jusqu'au stade de saturation puis de débordement comme cela est déjà arrivé.

Mais plus le temps passe et plus j'adapte la qualité de mes demandes et plus elles sont fines. La pression s'allège, pour elle comme pour moi.

Maintenant, il me suffit de penser à avancer pour qu'elle avance. Il me suffit de penser à trotter pour qu'elle parte au trot.

Je rentre dans son monde subtil.

Les interrogations, les questionnements, les croyances, les connaissances, c'est mon monde.

Le langage du corps, la sensation, la sensibilité, c'est son monde.

La rencontre des deux est possible à travers le relâchement, physique et psychique.

Le chemin qui mène au résultat demande à ce que je me détourne de mon monde pour faire un détour par celui de mon cheval.

Au final le résultat n'est pas une priorité.

C'est la manière dont on y arrive qui importe.

Quel chemin est ce que je choisis ?

Est ce celui que l'on nomme la guérison ?

Chapitre 13 - LE MORS EST DANS LA TETE

Retirer le mors n'est pas se mettre en danger.

Bien au contraire. Si vous retirez votre filet de sécurité, vous évitez alors de vous mettre en situation dangereuse. Vous prenez moins de risque.

Cela ne veut pas dire ne rien tenter ni sortir de sa zone de confort.

Mais le faire en restant attentif à ce que vous estimez gérable avec votre cheval.

Affronter l'affrontable uniquement.

Le défi vous appartient. C'est vous qui définissez la distance que vous souhaitez parcourir au-delà de la limite à dépasser.

C'est avec des petits pas que l'on fait de grands voyages.

A partir de ce moment, je ne me suis plus mise en situation dangereuse, ou que très rarement et souvent par ignorance.

J'ai d'abord expérimenté en manège, puis en carrière et enfin je suis partie en promenade en licol.

Quand j'ai franchi chaque étape c'est que je nous sentais prêtes.

La première promenade en licol a représenté pour moi un exploit.

Ma jument était décontractée et cela lui semblait tout à fait naturel.

J'avais déjà tellement de confiance.

J'obtenais maintenant l'arrêt et les changements d'allure à la voix et au langage corporel en carrière.

Et pourtant la première sortie fut exaltante.

Une liberté supplémentaire s'offrait à nous et surtout à moi.

J'ai fini d'effacer l'empreinte du mors qui était inscrite dans ma tête.

L'empreinte du mors dans la tête est le résultat d'une illusion.

Une de plus.

Celle de croire que tout se maîtrise avec la force et en imposant de la douleur.

Celle de croire que pour être bon cavalier il faut se battre avec le cheval.

Celle de croire que le dressage par domination est la seule relation que je peux développer avec le cheval.

Celle de croire que je suis forte grâce aux outils.

Celle de croire que pour avoir un « vrai » cheval et faire de la « vraie » équitation il faut tout l'attirail qui va avec.

Au retour de cette première balade, j'ai su que ma force se situait bien au-delà de l'utilisation d'un outil de douleur.

J'ai su que j'avais gagné un défi.

J'ai su que mes croyances étaient des limitations.

J'ai su que la joie profonde se cachait dans l'épuration et le calme car c'est dans cet espace que le cheval se donne.

J'ai su encore une fois que j'avais tant à apprendre.

J'ai mesuré le richesse de la nouvelle leçon que m'avait donné mon cheval ce jour là.

En abandonnant l'outil, j'ai gagné en confiance.

Une confiance ancrée dans le cœur et dans le ventre, pas dans ma tête.

Dans ma tête il y avait le mors, dans mon cœur il y avait la simplicité.

Nous pouvions finir d'effacer les reliquats d'images du mors dans nos têtes respectives.

Cela était infiniment plus simple pour elle que pour moi.

A ce moment de ma vie professionnelle, j'avais choisi d''explorer le monde administratif.

Je voulais connaître la société, savoir comment les décisions étaient prises et même y contribuer. J'ai obtenu tacitement du fait de ma fonction d'inspectrice en santé publique vétérinaire du pouvoir de police administrative, et même de police pénale. J'avais de sacrés outils dans les mains ! Je pouvais faire fermer un établissement qui n'était pas conforme aux normes d'hygiène, je pouvais dresser un procès verbal si je constatais des infractions à la réglementation sanitaire ou à celle de la protection animale.

J'ai découvert en fait qu'à chaque utilisation de mes outils de pouvoir, je n'étais qu'un petit maillon de la chaîne décisionnelle.

Je pouvais cravacher ou tirer le plus fort possible sur les rênes à droite ou à gauche, le résultat final m'échappait.

En outre, bien souvent quand le résultat correspondait à ce que je souhaitais, c'est qu'un autre acteur ou une autre circonstance était intervenus et je n'en retirais aucune satisfaction profonde. J'avais juste eu l'illusion de contrôler. Il m'a fallu du temps pour prendre conscience que plus je me débattais plus je m'épuisais et que je n'avais pas plus de certitudes de réussite.

Je tournais en rond.

C'est comme si mon énergie était happée par un collectif éloigné de mon objectif premier.

Lâcher les rênes m'a ouvert d'autres perspectives. Elles étaient là, je ne les voyais pas.

Au fur et à mesure que je rentrais dans le monde subtil d'Hacienda, j'ai pris du recul sur mes fonctions, et les ai assumées avec plus de légèreté mais autant de sérieux.

Plus tard, j'ai fait d'autres choix, guidée par la joie, j'ai abandonné les outils.

Chapitre 14- SANS MORS ET SANS SELLE

Cela s'est fait très rapidement après avoir supprimé le mors.

J'ai non seulement retiré le mors de la bouche de mon cheval, mais j'ai aussi retiré la selle de son dos.

Comme j'étais plus à l'écoute de son langage, j'avais remarqué que dès que je mettais la selle sur son dos, Hacienda se tendait. Son souffle s'accélérait, elle piétinait sur place. Maintenant je le voyais clairement, les signes étaient évidents.

Alors un jour dans le manège, j'ai monté sans selle.

J'ai constaté que chaque mouvement était plus décontracté : le pas, le trot, (pour le galop ce sera pour plus tard).

J'ai revu mon équilibre, car il n'était pas question de serrer les jambes pour « tenir à cheval » .

Je me suis mise à monter de plus en plus souvent à cru dans le manège.

Avec le désir de ne pas me cramponner au cheval, de le gêner le moins possible dans son déplacement, j'ai concentré ma recherche sur mon ressenti corporel.

Où est mon axe à cheval ?

Comment lier mon centre de gravité au sien ?

Suis je droite, décontractée, apaisée ?

Est ce que j'accompagne le mouvement du cheval ou est ce que je le précède ?

Le juste milieu est dans l'instant. C'est là que la magie de la danse se révèle.

Le juste équilibre n'est en rien figé, il s'adapte en permanence.

Et puis un jour, je suis sortie dans la carrière, là où l'espace est beaucoup plus vaste et les stimuli extérieurs plus nombreux.

J'ai respiré profondément pour gérer mon stress lors du départ au trot.

J'ai demandé à Hacienda la tolérance, et elle me l'a donnée.

J'ai trotté un peu, elle n'accélérait pas, restait attentive à ma demande.

Et puis j'ai demandé l'arrêt, sans artefact, sans outil, juste avec mon corps et ma voix. Et elle me l'a offert. Immédiatement.

J'ai pleuré de joie et de gratitude.

Et je suis descendue de cheval....

Heureuse.

Plus heureuse que lors de toutes les fois où j'ai fait des exploits sportifs à cheval.

J'ai demandé pardon, pour toutes les situations où j'avais contraint ma jument en niant l'extrême sensibilité qui l'habite.

Elle m'a ouvert à l'humilité. Elle m'a fait ressentir pleinement ce qu'est l'instant présent.

C'est à partir de ce moment que j'ai pu, en méditation, revenir sur mes anciennes blessures et demander pardon à mes bourreaux et surtout ME demander pardon d'avoir été victime.

En méditation j'ai accueilli mes vieilles colères.

S'est alors ouvert un espace de compréhension et de compassion. Tout doucement.

Se délester de ses vieilles émotions annihile une partie des facteurs qui nous tirent en arrière de notre axe et nous déséquilibre.

Le juste équilibre se trouve dans l'instant présent.

Rien de plus.

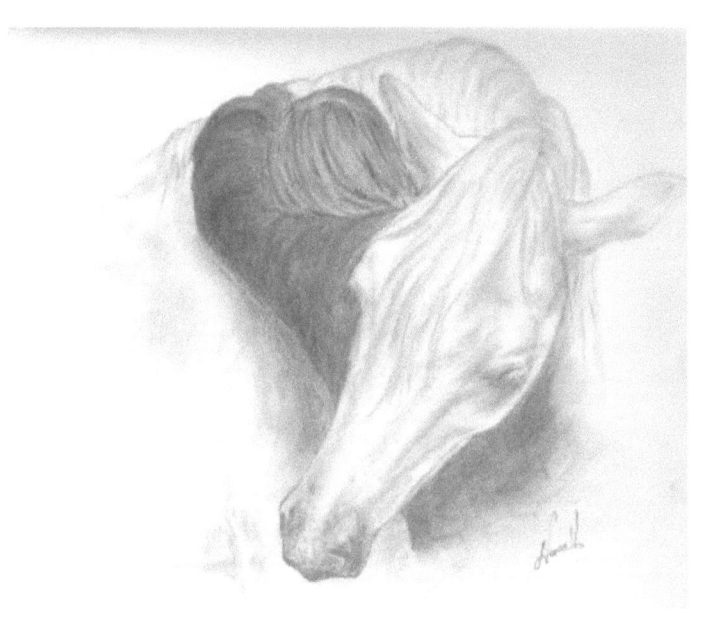

Car moi aussi je suis là maintenant

Tout simplement

Juste là

Comme toi.

Chapitre 15 - JUSTE LA

J'ai le blues de je ne sais quoi.

Celui de mes belles histoires d'amour.

Celui de mes moments de passion.

Celui de ma jeunesse.

Celui de la veste que j'adorais.

Celui de mon corps de jeune fille.

Celui de mon travail d'avant.

J'ai le blues parfaitement inutile.

Celui qui prend comme ça au réveil.

Et qui ne vous lâche plus de la journée.

Et puis je vais te voir.

Tu es là au milieu du champ en train de brouter tranquillement.

Tu lèves la tête quand je t'appelle mais tu ne viens pas.

Je ne t'intéresse pas avec mon blues en bandoulière.

Tu restes là, juste là.

Je m'approche et tu continues de brouter tranquillement.

Tu lèves la tête quand j'arrive.

Je reste quelques minutes près de toi.

Juste là près de toi.

Et puis je repars.

Et je vais mieux.

Le blues s'est décroché de mon cœur.

Car moi aussi je suis là maintenant.

Tout simplement.

Juste là.

Comme toi.

Le blues n'était qu'une histoire, que je me racontais.

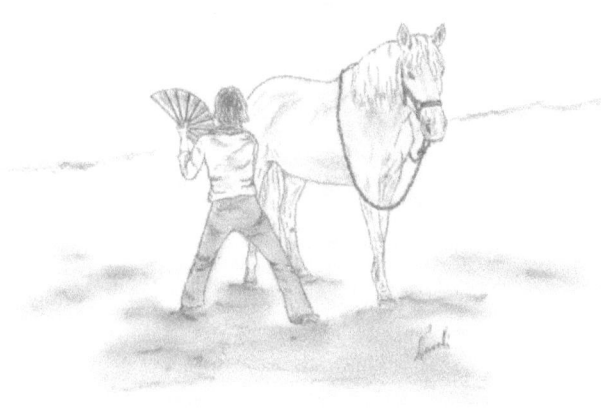

Le Tai Chi Chuan me permet

de perfectionner le langage corporel

et d'aborder également le rapport au cheval

sous un angle énergétique

Je ne peux m'empêcher

de faire le lien

entre ces deux « Arts ».

Chapitre 16 - TAI CHI CHUAN ET EQUITATION

En même temps que je chemine auprès d'Hacienda, je pratique de manière intensive le Tai Chi Chuan.

Je pratique les gymnastiques énergétiques depuis plusieurs années déjà : Yoga, Qi Qong, Tai Chi Chuan.

Mon but est de passer un monitorat d'enseignement.

Pour cet examen, il me faut présenter un mémoire sur un sujet libre relatif à sa propre expérience de la pratique de cet art martial traditionnel chinois.

A la lumière de ce que je vis avec Hacienda, je choisis d'écrire un mémoire sur « Le Tai Chi Chuan et l'équitation ». Mon expérience me montre que le langage du corps est tellement essentiel avec le cheval que je ne peux m'empêcher de faire le lien entre ces deux « Arts ».

Aborder le cheval, le travailler à pieds, monter à cru, retirer les aides outils, nécessite une observation consciente de ma manière de bouger, de ressentir mon corps et de diriger mon esprit. C'est donc une forme de pratique du Tai Chi Chuan.

Inversement, le Tai Chi Chuan me permet de perfectionner le langage corporel et d'aborder également le rapport au cheval sous un angle énergétique.

La relaxation corporelle et émotionnelle est au cœur de ces deux pratiques.

Elles se complètent et s'enrichissent mutuellement.

Voici ce que j'écris à l'époque au sujet de l'écoute dans ce mémoire :

« Il m'a fallu comprendre, admettre et accepter que les tensions exprimées par mon cheval étaient certes pour lui un ensemble des réflexes conditionnés issus d'un passé qui m'est inconnu, mais que pour ma part, je facilitais voire provoquais l'expression de ces tensions par ma propre crispation. Si infime soit elle, elle ne passe pas inaperçue pour un monstre de 500 kilogrammes de pure sensibilité.

Je me suis rendue compte que plus j'avance dans cette écoute avec mon cheval plus il m'écoute, plus je le perçois plus il me perçoit : Lentement, petit à petit, il m'arrive de savoir évaluer exactement à quel moment je peux lui demander un exercice, car je sais qu' il est capable de l'exécuter sans stress. Alors, lorsque l'exercice est compris et parfaitement assimilé, il peut suffire d'y penser pour qu'il l'exécute. Si je pense « galope », mon cheval part au galop. Sans doute la pensée induit-elle chez moi des micro mouvements caractéristiques, ou bien une circulation particulière du souffle, ou une mobilisation singulière de mon énergie ! C'est ce « Tout » que le cheval capte à l'instant même où il s'exprime.

Encore faut il que ma pensée soit claire, que mon intention soit pure et précise, le cheval n'aime pas la confusion, le pratiquant de Tai Chi Chuan ne doit pas non plus l'accepter de lui même. L'intention, le Yi, précède le mouvement. La recherche vers cet état d'écoute et le développement du Yi n'est jamais finie : Seule la détente et la relaxation de l'esprit et du corps entier permettent d'être à la fois à l'écoute et en alerte.

Dans ce travail de dressage, le cheval me renvoie aux principes fondamentaux de l'Art martial interne. Il me fait savoir, sans tricherie et sans retenue, où j'en suis dans l'assimilation de ces principes. L'animal est sans pitié...» .

Bien sur que le cheval est sans pitié. Il ne fait pas de concession.

Son statut de proie potentielle ne le lui permet pas.

Il ne fait confiance qu'à celui qui apporte la sécurité.

Cette sécurité ne peut être que dans le calme et la clarté.

La confusion est une agitation, un brouhaha intérieur, une tempête énergétique qui nuisent à l'écoute. Le silence est puissance.

Mais le cheval a un énorme talent qui a permis à l'homme de le conquérir, c'est que dans sa grande générosité, il se plie même si on ne l'écoute pas.

C'est alors l'illusion de la confiance.

A force de frustrations répétées, à force d'incompréhensions accumulées , il peut aussi choisir de ne plus s'exprimer, ou d'exploser quand on ne s'y attend pas.

Chapitre 17 - EN TOUTE FRANCHISE

Une difficulté récurrente que j'ai eu à gérer avec toi était l'immobilité au montoir.

Déjà, quand je montais avec le mors et la selle, il fallait que je te coince la tête vers moi pour réussir à mettre le pied à l'étrier.

En développant la monte à cru et sans mors, la difficulté s'est nettement atténuée mais a persisté malgré tout.

Je posais le marchepied près de toi et dès que je montais dessus pour pouvoir ensuite te chevaucher, tu faisais un pas en avant ou tu chassais tes hanches. Tu te mettais hors de portée de mon corps. Une mémoire inconnue s'interposait à ma demande, un réflexe du passé qui se manifestait alors que je le croyais évanoui.

Comme je voulais éviter tout recours à ce qu'il me restait comme outils (c'est à dire juste le licol et les rênes), je n'avais plus qu'à redescendre, déplacer le marchepied et recommencer.

Je procédais par étape en utilisant le principe du renforcement positif : monter sur le marchepied, puis redescendre avant que tu ne bouges, puis féliciter et récompenser (friandise ou caresse).

Quand l'immobilité s'installait enfin sur cette étape, il fallait aller plus loin : faire mine d'enjamber, s'appuyer sur ton dos en mettant le poids du corps avant que tu ne bouges puis redescendre, féliciter et récompenser.

Je gagnais un peu d'immobilité au fur et à mesure que je pratiquais selon ce protocole.

Je réussissais même à monter sans que tu ne bouges et je redescendais vite pour te récompenser.

Mais cela durait deux jours et au troisième sans savoir pourquoi tu te remettais à bouger rien qu'à l'approche du marchepied.

Cela a duré des mois. Je ne trouvais pas la solution.

J'ai tout essayé.

J'avançais, je croyais le problème résolu pendant quelques jours, puis à nouveau je me retrouvais confrontée au même problème.

Je reprenais les exercices de feinte : faire mine de monter mais redescendre avant le mouvement, et profiter de l'immobilité installée pour aller jusqu'à monter. Le résultat manquait de fiabilité.

Cela me posait problème en balade. Quand j'avais trouvé un talus ou une souche en guise de marchepied, je devais tenir serré le licol avec les rênes afin d'avoir juste le temps de monter sur ton dos avant que tu ne bouges. Cela se transformait parfois en une envolée ratée qui me ramenait rapidement à terre.

En balade aussi je me suis donc mise à pratiquer l'exercice de feinte. S'arrêter, faire mine de monter et remettre pied à terre avant que tu ne bouges. Marcher et recommencer un peu plus loin.

Certes le renforcement positif avec la récompense a permis de bien améliorer la situation mais cela restait fragile et me fatiguait moralement.

Et puis un jour, j'ai décidé de ne plus feinter, mais au contraire de t'avertir.

Je revenais de mon premier séminaire de communication animale.

J'avais compris que l'animal capte les mots qui sont dits avec le cœur, ceux qui sont sincères et précis.

Je ne pouvais continuer à « mentir » à mon cheval.

Alors, avant même de prendre le marche-pieds ou de m'arrêter près d'un talus en balade, dès que mentalement j'avais décidé de monter sur ton dos, je t'ai avertie.

« Hacienda écoute moi, maintenant je vais monter sur ton dos ! ».

A partir de là, bizarrement il n'y a plus eu de difficulté.

Maintenant, je t'avertis, je monte et je te remercie d'avoir bien voulu me porter car tu gardes l'immobilité en toute liberté.

Il m'a fallu tout ce temps pour comprendre que tu ne supportais pas le mensonge.

J'entretenais la confusion en instaurant une feinte.

Mes mots n'étaient pas alignés avec mon cœur.

Tu m'as bien montré que feindre ne sert à rien.

Exprimer ses intentions honnêtement permet de vivre pleinement la réalité, même si la réponse obtenue en retour n'est pas celle désirée.

Si dans le dialogue le point de départ est honnête et clair, la situation peut vraiment évoluer.

Cacher ses intentions à un cheval est absolument inutile et improductif, car c'est le mettre dans une situation de confusion qui peut l'amener à une réaction indésirable au moment présent et lors de situations futures.

Cette expérience m'a beaucoup perturbée.

Une autre interrogation a en effet surgit spontanément : Suis je authentique dans les autres domaines de ma vie ?

En m'interrogeant, petit à petit je me suis affirmée plus sereinement dans la relation à mon travail. J'ai commencé à accepter pour moi même l'évidence que ce travail administratif ne me convenait pas.

Et puis il y a ces animaux, ceux qui sont tout proches de la mort. Ceux qui arrivent dans les abattoirs. J'étais souvent amenée à aller dans les abattoirs et à les côtoyer avant leur abattage.

Quelle attitude pouvais je adopter face à eux ?

Pourquoi face à eux feindre en leur cachant qu'ils vont mourir.

En faisant comme si cela ne me concernait pas, c'est moi que je feinte en vérité. Je refuse de voir ma part de responsabilité, celle de l'être humain que je porte avec chacun d'entre nous.

La moindre des choses que je pouvais faire une fois ma conscience ouverte, c'était d'être authentique en les remerciant.

A plusieurs reprises, j'ai pu constater que si je prenais le temps de les regarder pour ce qu'ils sont, si juste en silence je les reconnaissais pour le don de leur vie aux humains, ils s'apaisaient et leur manipulation était plus facile.

Je n'ai aucune explication rationnelle à cela, peu m'importe en fait, cela ne m'empêche pas de partager mon témoignage.

Je ne suis plus jamais rentrée dans un abattoir sans exprimer avec mon cœur de la gratitude envers tous les animaux qui attendent là leur sacrifice.

Et progressivement en conscience, j'ai changé mon alimentation et décidé de quitter ce travail....

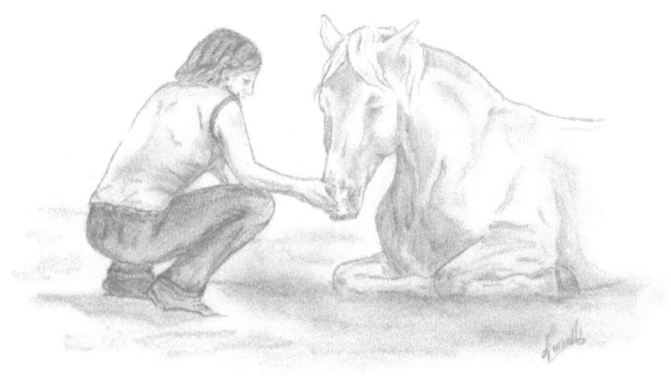

De cet instant présent

grandit la confiance.

De cet instant présent

naît la suite de notre histoire.

De chaque instant présent

pleinement vécu comme un cadeau

s'écrit la Vie.

Chapitre 18 · UN CADEAU SANS EMBALLAGE

Je suis au centre de la carrière, en train de discuter avec le chef du centre.

Hacienda ne vit plus au box depuis quelques mois. Elle est maintenant logée dans ce nouveau centre équestre qui l'accueille dans un champ avec d'autres chevaux. Il n'est plus question qu'elle soit enfermée.

Hacienda est en liberté et va et vient tranquillement dans la carrière reniflant le sol avec attention. Je la regarde du coin de l'œil tout en parlant.

Elle se roule dans le sable juste à côté de moi, ce qui est rare.

Se rouler pour Hacienda est toujours un acte minutieusement préparé.

Elle repère l'endroit idéal, y tourne quelques minutes, s'interrompt pour se frotter la tête contre un de ses antérieurs, continue à tourner, à renifler l'endroit.

C'est une préparation presque sacrée, un moment grave où elle se sent en insécurité. Elle s'attarde à mettre toutes les chances de son côté, le faire au bon endroit, au bon moment, pour ne pas risquer de se faire surprendre et bousculer par un congénère ou un prédateur.

Quand tout est prêt, elle s'agenouille et se roule de plaisir sur un côté puis sur l'autre, ce n'est jamais très long. Elle se relève assez vite, toujours avec la même préoccupation liée à sa sécurité.

Aujourd'hui, Hacienda a choisi de se rouler dans la carrière à côté de moi.

J'en suis déjà très honorée, connaissant sa délicatesse pour cet acte.

Et puis, curieusement elle reste couchée.

Je m'inquiète. Ce n'est pas son habitude. Que se passe t'il ? A t'elle mal au dos ? Débute t'elle une colique (ce qui lui arrivait de temps en temps lorsqu'elle vivait au box) ?

Je me rapproche et l'observe, mais elle semble aller bien, c'est comme si elle m'invitait.

Alors je m'approche encore, je m'accroupis auprès d'elle, je la caresse.

J'ai le cœur qui bat fort car c'est la première fois qu'elle me laisse la toucher de la sorte quand elle est couchée.

Nous restons comme cela l'une contre l'autre pendant quelques minutes.

J'ai la sensation que mon cœur se gonfle d'amour.

Je savoure chaque seconde de ce merveilleux cadeau.

Et puis subitement elle se relève, et repart à ses occupations.

De cet instant présent grandit la confiance.

De cet instant présent naît la suite de notre histoire.

De chaque instant présent pleinement vécu comme un cadeau s'écrit la Vie.

Chapitre 19 - POSTURE OU POSITION JUSTE ?

Au fur et à mesure que je me détache des croyances intégrées lors de mon apprentissage de l'équitation, je remarque de plus en plus l'impact de chacun de mes gestes, de mes pas, de mes regards, chaque position de mon corps a un effet sur mon cheval.

Quoi d'étonnant quand on connaît l'importance du langage du corps dans la communication des chevaux entre eux ?

Je ne suis toutefois pas un cheval et je sais que mon cheval sait que je ne suis pas un cheval.

Cessons de les prendre pour des imbéciles. Le cheval sait bien que l'homme n'est pas un cheval.

Vouloir adopter une attitude de cheval pour dialoguer avec lui est à mon sens encore une illusion.

Par contre, en tant qu'être sensible et intelligent il est naturellement doué pour reconnaître encore mieux que moi humaine tous les messages conscients ou inconscients que je lui transmets par mon propre langage corporel.

Et ces messages peuvent avoir deux effets opposés : le rassurer, ou l'inquiéter.

Dans le travail d'éducation ou de dressage, un troisième effet peut se manifester, c'est l'agacement. Plus j'émets des signaux corporels inutiles voir contradictoires plus je risque de l'agacer.

Il est donc indispensable d'avoir conscience de ce que je fais et indique avec mon corps.

Par exemple, je peux demander d'avancer avec mon bras droit (qui se porte vers la croupe) et fermer le passage avec une épaule gauche fermée sans forcément m'en rendre compte.

Travaillant avec assiduité sur la qualité de mon mouvement en Tai Chi Chuan, ma recherche se porte sur deux grands axes: « Habiter pleinement le mouvement » et « Identifier les vides » .

C'est un des intérêts de la pratique dans la lenteur : avoir conscience à chaque instant de ce que fait chaque partie de mon corps : mes pieds, ma jambe droite, ma jambe gauche, chacun des mes bras et mains, mon dos, ma tête, mon regard. Cette conscience amène aussi à mouvoir chaque segment indépendamment des autres : éviter que la main droite ne bouge quand je lève la main gauche, éviter que le regard ne fuit vers le haut quand je me tourne, etc.

Cela me sera très utile face au cheval car je sais qu'il distingue immédiatement chez moi tous les micro-mouvements. Chaque mouvement involontaire va donc parasiter notre dialogue que ce soit à pied ou à cheval.

Ma posture seule est une indication pour lui et donc crée une interaction que ce soit dans l'immobilité (savoir ne rien faire mais être présent) ou dans le mouvement.

Extrait de mon mémoire Tai Chi Chuan et équitation :

« La posture ! Le pratiquant débutant de Tai Chi Chuan qui dès la première séance entend le mot « posture » est comme l'apprenti cavalier qui lui entend le mot « position ». Il ne se doute pas qu'à chaque séance il le ré-entendra, cours après cours, années après années, et que le chemin vers la justesse du mouvement, vers le lâcher prise, vers l'expression de la force interne, est tout entier contenu dans le sens de ce mot, sens qui ne fera qu'évoluer au fur et à mesure de son avancée. L'analogie avec le sport équestre est présent dans la dénomination de certaines postures : Yi Ma Bo, « posture avant de monter à cheval » (posture d'attente, de préparation, posture du centre profond, calme), Ma Bo, « posture du cavalier », les pieds sont écartés à la largeur des épaules, genoux légèrement fléchis, poids du corps au centre, posture ferme, stable et solidement équilibrée.

[.....]

Au cours des séances de dressage à pied ou à cheval, je porte systématiquement mon attention sur ma posture afin d'essayer de développer les énergies abordées dans le paragraphe précédent. J'ai remarqué que l'unique concentration sur le cheval, sur ce qu'il sait faire et ne pas faire, sur son humeur, sur son caractère, m'amenait à l'échec car je ne m'intégrais pas moi dans le travail. Je ne voyais que ses défauts, je doutais de ses capacités, je remettais en question sa bonne volonté, alors que je ne m'observais pas moi dans mes propres erreurs.

Mon état émotionnel, ma raideur, l'interprétation anthropomorphique, ma volonté de lui apprendre coûte que coûte induisaient de la confusion, de l'imprécision. Quand la posture n'est pas juste, la communication est faussée car il n'y a plus d'approche globale possible et la perception reste superficielle.

Dès que je mets l'accent sur la justesse de ma propre posture, je rectifie aussi la sienne.

Bien sûr, dans cette démarche, la progression est apparemment plus lente et sans doute moins spectaculaire que dans un dressage basé sur la contrainte, mais en réalité l'enrichissement personnel est profond car dénué de toute crispation ou dureté. »

Aujourd'hui, avec le recul, je modérerais les propos de ma dernière phrase.

Le spectaculaire est dans la simplicité, et la progression du cheval n'est pas ralentie par cette attention à la posture mais bien au contraire accélérée car elle met en place les bases fondamentales de la Relation.

La Relation au cheval....la Relation aux autres.

Ce sont ces principes que je développe dans l'enseignement que je donne aujourd'hui dans le concept d'Equitaichi.*

*voir article sur l'Equitaichi sur mon site www.amanima.fr

Le cheval réagit à la volonté de le contrôler que l'humain lui impose.

Certains vont se figer (souvent interprété comme « se soumettre »), d'autres vont fuir (quand ils en ont la possibilité), d'autres vont s'opposer (souvent interprété comme « ne pas vouloir se soumettre »).

Contrairement à ce qui se dit souvent , le cheval ne fait rien pour « embêter » l'humain . Il réagit c'est tout.

Hacienda n'aimait pas l'eau.

Elle avait peur du tuyau d'arrosage et reculait dès qu'elle sentait le contact de l'eau sur son corps.

La fuite était sa solution.

A chaque retour de promenade, j'avais donc des difficultés à lui doucher les membres seule.

Mon ami de l'époque qui me voyait faire, en cachette un jour où je n'étais pas là, a essayé de lui doucher les membres. Le soir même, il m'annonçait fièrement: « Avec moi elle ne bouge pas !!! ».

Outre que je n'apprécie pas qu'on manipule mon cheval en dehors de ma présence, (j'avais juste demandé de passer la voir en mon absence pour vérifier que tout allait bien), et que mon ego s'est senti quelque peu blessé, cet épisode m'a cependant fait progresser.

Quelques mois auparavant, je me serais mise en colère d'abord puis culpabilisée, en me disant que évidemment je ne faisais pas ce qu'il fallait, que je devais être plus autoritaire, que je laissais tout faire (ce qui était grandement sous entendu dans l' injonction de mon ami).

Mais j'avais acquis suffisamment d'autonomie et de recul cette fois pour regarder le problème sous un autre angle.

Je lui répondis : « J'entends bien qu'elle ne bouge pas avec toi , mais moi, ce qui m'intéresse c'est qu'elle ne bouge pas avec MOI ! ».

Je sous entendais par là que l'autorité contraignante, qui je le savais avait été utilisée en mon absence et donnait un résultat apparent, n'était pas MA solution. Rajouter la peur de la conséquence (la réprimande) à la cause (le jet d'eau) ne m'intéressait pas. Cumuler ces deux peurs ne faisait que la mettre dans une tension terrible et ne n'offrirait ni à l'une ni à l'autre la précieuse sécurité recherchée, malgré l'apparente soumission.

Le résultat semble le même. Il n'en n'est rien. C'est l'état de décontraction de ma jument dans une situation donnée qui valide la bonne solution pour moi.

Mon objectif était maintenant et depuis l'ouverture de ma conscience sur le rôle d'enseignant de mon cheval, de réussir à exécuter seule tous ces actes du quotidien en toute tranquillité et confiance mutuelles.

J'ai donc adapté les exercices pour que l'apprentissage se fasse dans cette atmosphère : Avertissement de ce que j'allais faire. Désensibilisation au tuyau d'eau (approche douce et retrait dès l'immobilité) puis désensibilisation avec un jet d'eau tout fin, et surtout énormément de récompense et d'encouragement quand Hacienda ne bougeait pas.

Nous avons ainsi pris progressivement confiance, et nos peurs respectives (pour elle le tuyau et le jet d'eau, pour moi celle de la voir fuir) se sont apprivoisées. Il a fallu un peu plus de temps que de crier pour obtenir une immobilisation, mais le résultat est fiable et sécurisant.

Aujourd'hui Hacienda n'est toujours pas une grande passionnée de l'eau (comme c'est le cas pour certains humains d'ailleurs, on a le droit d'aimer plus ou moins la baignade), mais elle se laisse faire dans le calme quand je la douche en douceur.

Je peux le faire seule sans appréhension ni tension et sans la tenir, ni l'attacher.

De même que chaque cheval a sa personnalité, son caractère, ses goûts, chaque cavalier a son approche, sa sensibilité propre et je n'ai pas la prétention d'avoir la solution.

Je ne fais que décrire quelle a été la mienne face à une difficulté, tout en restant cohérente avec la posture que j'ai décidé d'adopter: la sérénité pour les deux dans le résultat final.

Chapitre 21 - A CHACUN SA PEUR

Plus d'une année que je fais quotidiennement des exercices à pied avec Hacienda.

Nous bougeons ensemble.

J'avance, elle avance,

Je recule, elle recule,

Elle tourne avec moi.

Elle passe une barre au sol que je lui montre avec la main.

Elle passe une passerelle, s'y arrête, recule.

Mais aujourd'hui malgré tout, je m'ennuie.

Cette impression de répéter est fatigante.

Mon cheval est peut être en train de devenir un cheval mécanique ?

Je suis fière qu'elle me suive mais a-t-elle vraiment le choix ?

Quelque chose ne va pas.

Je ne sens pas la joie dans mon cœur ni dans le sien.

Quelle nouvelle étape dois je passer ?

Alors je pars sur le chemin de randonnée.

Nous partons à pieds toutes les deux.

Je vais promener mon cheval.

Et là je retrouve la joie.

Nous nous promènerons ainsi le plus souvent possible.

Ces promenades à pieds sont essentielles pour apprendre à mieux se connaître mutuellement.

Nous sommes hors cadre, hors méthode, hors principes.

Combien de fois ai je croisé des promeneurs qui me disaient « Vous ne montez pas sur votre cheval ? » ou « Ça ne sert à rien un cheval si vous ne montez pas sur son dos ! ».

Cela m'est bien égal. Car la satisfaction que j'éprouve à chaque sortie est une véritable bouffée d'oxygène.

J'apprends à observer mes réactions et les siennes.

J'apprends à gérer et à mesurer mon état de relaxation face aux dangers.

Face à un « obstacle », tracteur bruyant, bruit inquiétant, j'apprends à distinguer ma peur de la sienne.

C'est beaucoup plus facile à pieds qu'à cheval car la peur de tomber ou cette croyance déjà évoquée que le cheval doit absolument « passer » en affrontant le danger ne viennent pas interférer.

J'observe mon rythme cardiaque, ma respiration et l'endroit où se loge mon émotion dans mon corps. Parfois dans le ventre, parfois dans la gorge, souvent au niveau du diaphragme et du plexus solaire.

Et je réalise. Je réalise que cette peur, la mienne, vient renforcer la sienne.

Sa peur est une peur de réaction vitale face à l'inconnu puisque la fuite est un moyen de survie pour le cheval.

Moi je n'ai pas peur de l'obstacle. Par contre, j'ai peur de la réaction de mon cheval face à l'obstacle.

J'ai peur de la peur de mon cheval et c'est dans cet espace d'intersection que je comprends que je ne l'aide pas !

Le cheval perçoit parfaitement les émotions. Alors si j'ai peur de sa peur, j'accentue forcément la sienne.

Comment peut il s'appuyer sur moi et être en sécurité ?

Cette prise de conscience m'a permis de travailler sur moi en tout premier lieu.

Bon d'accord, j'ai conscience que j'ai peur, et alors, maintenant je fais quoi ?

D'abord, je l'accepte.

Combien de fois ai je pris sur moi auparavant ? Combien de fois n'ai je pas voulu admettre ma trouille à cheval ? Alors je tendais les rênes, calait le cheval entre mes mains et mes jambes en me donnant l'illusion de la maîtrise de la « bête » ? Malgré les années de pratique de l'équitation, je me cramponnais, je refoulais cette émotion et voulais me prouver que je pouvais maîtriser.

La prise de conscience est la première étape de la gestion de l'émotion.

Si je l'admets, je me donne le moyen de la différencier de la situation.

Je peux maintenant me concentrer sur l'obstacle lui même et montrer à mon cheval que, moi, l'obstacle ne me crée pas de peur et je peux lui dire que, par contre, je reconnais la sienne.

Nous pouvons ainsi avancer ensemble.

Petit à petit, j'apprends à éviter toutes ces pensées de scénarios catastrophes qui se succèdent dans mon esprit face à une situation de peur. Ces scénarios ne sont que le résultat de mon mental qui s'emballe grâce à ma peur et viennent l'alimenter. Mon mental aime tout ce qu'il suppose connaître.

Ces pensées m'éloignent de l'instant présent et m'éloignent donc de mon cheval.

Si je sors de l'instant présent, le cheval sort de la relation, et son instinct prend le dessus.

Sans moi.

Au fur et à mesure du temps, des promenades à pieds, des confrontations à des situations de peurs, j'apprends à faire le vide tout simplement et à être là sans appréhension.

Cela ne veut pas dire qu'il ne faut pas anticiper quand on sait qu'un danger potentiel se présente, mais transformer la manière dont on anticipe. J'accentue ma relaxation physique et mentale plutôt que d'imaginer en 1/4 de seconde toutes les réactions horribles possibles du cheval.

Je lui offre le calme intérieur, il s'appuie dessus.

Mais il faut de la patience, et de la tolérance.

Pour soi.

Et pour son cheval.

Car il s'agit bien d'une progression commune. Je constate qu'avec le temps Hacienda gère de mieux en mieux ses émotions face à un passage délicat, ou un objet effrayant sur sa route. Elle regarde puis se rassure très vite. Ensemble nous pouvons donc aller vers toute sorte de nouvelles situations.

Enfermée dans la carrière ou le manège, je n'aurais jamais appris tout cela.

Bien évidemment je reconnais, accepte et transforme aussi de mieux en mieux mes émotions dans ma vie quotidienne. Je rentre de moins en moins dans une spirale infernale de stress qui me submerge et me fait souffrir.

La méditation m'aide. Le Tai Chi Chuan m'aide. L'observation intérieure m'aide.

Et partir marcher avec mon cheval nous aide.

Je ne saurais dire quelle proportion attribuer à chacune de ces aides.

Je crois qu'elles sont toutes équivalentes et se potentialisent mutuellement.

Chapitre 22 - DECALAGE

Le centre équestre de Véronique et Patrick où réside Hacienda a été invité à participer à la fête du cheval d'une ville voisine pour faire une démonstration d'approche « éthologique ».

Parmi les « fêtes du cheval », celle-ci est très originale car elle se déroule sur la plage un jour de grande marée, ainsi la majorité des démonstrations ont lieu sur l'estran.

Nous avons été choisies Hacienda et moi pour représenter le centre.

Nous arrivons quelques heures avant la présentation.

Nous avons la surprise de constater que la délimitation de la « carrière » où nous devons évoluer sur l'estran n'a pas été encore montée car toute l'équipe d'organisation est mobilisée pour le match de Horse ball qui doit avoir lieu dans l'après midi.

Cette activité est très attendue car l'équipe de la ville organisatrice a participé aux championnats de France de Horse ball. Il y a donc un grand public en attente.

Nous apprenons en outre que ce match a lieu juste à côté de notre présumée carrière et au même horaire que notre intervention !

Suite à notre demande de délimitation de l'espace d'évolution, on nous informe qu'il n'y a pratiquement plus de barrières métalliques disponibles et donc que cet espace sera délimité grâce à des rubans (style ruban rouge et blanc utilisés quand il y a des travaux sur le domaine publique).

Toutes les conditions sont réunies pour effrayer Hacienda. Les rubans vibrent au vent et Hacienda refuse de s'en approcher, elle hésite à rentrer dans cet espace.

Le match de Horse ball bat son plein, les chevaux galopent, la musique est à fond, les commentaires au micro résonnent et le public en état d'excitation maximale, crie, applaudit, encourage.

Il paraît impossible pour nous de se concentrer d'autant que nous sommes sensées faire une démonstration de travail en liberté (à pieds et monté).

Peu importe, nous décidons quand même de se recentrer et de voir ce que l'on peut faire.

Je lâche donc Hacienda (je détache la longe seulement, elle garde le licol), elle se met à galoper dans notre carrière de fortune (ah oui j'oubliais, il y a aussi des chevaux de course qui s'amusent plein galop sur l'étendue de sable mouillé en arrière plan de la scène !).

Elle fait aussi de grands écarts dès que les rubans se mettent à vibrer bruyamment, mais reste malgré tout dans l'espace délimité. Je suis au centre.

Je décide de faire confiance et de ne faire que ce que je ressens comme possible.

En sollicitant Hacienda dans le jeu, je peux la reconnecter à moi et l'inviter à faire quelques exercices à pied en liberté. Elle est très énervée mais je sens qu'elle est quand même avec moi et que je dois la rassurer par mon calme.

A posteriori je me rendrai compte qu 'à tout moment elle pouvait s'échapper, rien de plus facile, mais cela je n'y pense surtout pas sur le moment.

Après quelques exercices, je prends progressivement de l'assurance et je veux bien aussi monter, à cru et en licol. Et nous voilà en train d'évoluer dans notre espace intersidéral de choix.

Nous avons un petit public et Véronique commente avec précision les exercices que nous proposons. Nous n'avons rien préparé, tout se fait en fonction de ce que nous pouvons mutuellement donner, sans forcer.

Ce n'est pas un spectacle c'est juste une manière d'évoluer, un mouvement à deux.

Je n'aurais jamais imaginé me trouver dans de telles conditions, à cheval à cru et en licol sur la plage au milieu des agitations liées à la fête, et dans un tel bien être.

Par contre je ne me sens pas capable de lacher les quelques aides dont je dispose, je garde donc les rênes et le licol pour l'instant.

Lorsque je descends de cheval, cette fois je sens qu'Hacienda s'appuie totalement sur moi. Ce petit temps monté l'a encore plus reconnectée à ma présence.

Je décide d'enlever le licol et de la laisser en totale liberté.

Elle me suit et exécute les exercices. Je peux aussi me mettre un genou au sol, et prendre son sabot pour le mettre sur ma tête, elle garde l'immobilité totale.

Tous mes sens sont aux aguets, le moindre mouvement parasite et elle explose, mais je sais que je peux, alors je le fais, c'est comme une évidence.

Cette journée a marqué d'une croix le calendrier de notre chemin ensemble et renforcé notre relation.

Le petit public (le plus grand était dédié au horse ball) a applaudi, mais ce sont surtout les commentaires recueillis à la sortie de la « carrière » improvisée qui m'ont touchée: on nous a dit que nous étions comme dans une bulle, il régnait là une ambiance de sérénité et de beauté qui nous enveloppait sur ce petit bout d'estran, ambiance complètement décalée par rapport à celle du match de Horse ball qui se déroulait à une cinquantaine de mètres. Un homme âgé, est venu me raconter la belle histoire qu'il avait vécue avec un poulain qui lui permettait de dormir contre lui couché dans le champ. La séance lui avait rappelé cette histoire. Il m'a dit aussi qu'il avait exercé le métier de vétérinaire.

Quand je suis rentrée aux écuries improvisées sur un parking pour l'occasion, j'ai croisé une cavalière de Horse ball qui venait faire boire son cheval au grand abreuvoir mis à disposition pour tous les chevaux de la fête.

Son cheval était couvert de sueur, il venait de finir le match. Elle est restée en selle tout le temps que son cheval buvait (avec son mors) puis cavalière et monture sont reparties vers le box.

Cela m'a vraiment attristée.

Quelques années auparavant j'aurais sans doute eu la même attitude: surtout rester le plus longtemps possible à cheval, jusqu'à l'entrée du box. Profiter au maximum de ce temps à cheval pour savourer cette fierté de guerrière après le combat, en oubliant .... le repos mérité du cheval.

Mais le guerrier,

le véritable guerrier en art martial, est en quête de paix,

pas de combat.

Je n'ai pas pu l'expliquer à la cavalière.

Je n'ai pas su.

Ce n'était pas le moment pour elle.

Ni pour moi.

Un jour peut être.

Sur le chemin...

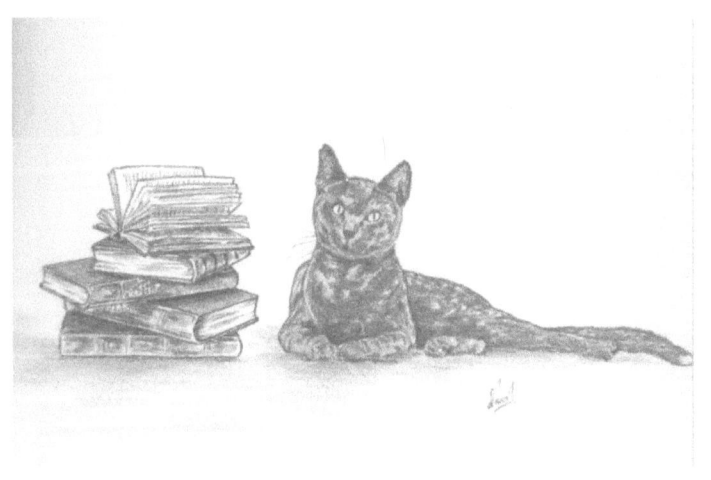

Qui sont ils

Mais qui sont ils donc ?

Des peluches douces et dévouées ?

Qui sont ils?

Qui sont ils ?
Ceux qui embrassent le ciel de leurs ailes
Ceux qui soulignent les vagues de leur dos
Ceux qui courent à travers les marais
Ceux qui regardent au dessus des clôtures

Qui sont ces bêtes ?
Des serviteurs attentionnés ?
Des peluches douces et dévouées ?
Des jouet robustes et animés ?
Des remplisseurs d'assiettes ?

Qui sont-ils ?
Mais qui sont-ils donc ?

Peut être sont-ils ceux qui nous ont rêvé
Peut être sont-ils ceux qui nous ont attendu
Peut être sont-ils ceux qui nous ont espéré
Peut être sont-ils ceux qui nous ont aimé

Dans le seul but
De nous enseigner
Qui nous sommes !

Chapitre 23 - L'INTENTION

L'intention façonne la posture et le mouvement de mon corps.

L'intention que je mets avec mon esprit quand je m'approche de mon cheval s'exprime dans mon corps.

Le cheval la lit de la même manière que je relis ces lignes.

Je suis un livre ouvert pour mon cheval et la clarté de mon intention facilite sa lecture.

Ainsi mon intention peut changer à tout moment, mais je dois alors remettre mes actions et mon corps en cohérence avec cette intention pour ne pas « trahir » mon cheval.

Si mon cheval s'éloigne alors que je m'approche pour lui mettre le licol, je peux changer cette intention par une autre plus « simple » (de mon point de vue humain mais le cheval lui ne met pas d'évaluation qualitative sur cette intention), celle de le caresser.

Je diminue ainsi les enjeux de réussite, la réussite telle que je la conçois dans mes schémas mentaux inscrits dans mon esprit depuis la petite enfance.

Je formule alors une intention qui est en lien avec un « sous objectif » (caresser mon cheval) par rapport à mon « objectif principal » (mettre le licol).

Si je ressens moins de pression intérieure, moins de stress en revenant à un sous objectif, c'est là que se situe la clé. J'aurai appris à m'observer, à auto-évaluer ma capacité à qualifier mes émotions et mon degré de stress. Ce petit rien est une grande clé.

Bien, et alors si mon cheval continue à s'éloigner me direz vous?

Deux solutions :

Ou bien mon intention reste la même et je continue à me diriger vers lui. De temps en temps je m'arrête: s'il s'arrête c'est que déjà il réagit à mon mouvement. S'il me regarde c'est que je l'intéresse. Alors je peux repartir vers lui. S'il me regarde et que l'intention est claire et simple et que mon corps est vraiment relâché, alors je pourrai l'approcher car il m'autorise à venir vers lui.

Ou bien je change radicalement mon intention et je reviens à un « sous sous objectif » : pousser mon cheval au lieu de vouloir l'approcher. Mon corps ne se déplacera pas de la même façon.

Et à nouveau de temps en temps je m'arrête, surtout si lui s'arrête, et je regarde ce qu'il se passe, jusqu'au moment où je peux revenir au sous objectif puisqu'il se fatigue de m'échapper puis enfin atteindre l'objectif de départ.

L'exercice n'est jamais dans l'urgence, le temps ne compte pas, c'est juste l'instant présent qui occupe l'espace. La déclinaison des sous objectifs peut même s'étaler sur plusieurs jours. Peu importe, c'est même parfois souhaitable et cela varie en fonction du cheval.

La clarification des intentions en lien avec les objectifs est un préalable conditionnant l'expression de mon langage corporel.

Le changement des objectifs en cours de route n'est jamais un échec, c'est juste emprunter un autre chemin pour y arriver. Et il en vaut le détour !!! Car c'est le cheval qui vous montrera si vous êtes clair, simple et décontracté , il vous obligera à vous observer et à vous évaluer. La moindre faille, la moindre impatience, la moindre envie de feinte sera détectée.

Rappelez vous, l'intention façonne votre corps.

Avoir une intention claire met en cohérence votre esprit et votre corps.

Vous êtes un livre ouvert pour votre cheval.

Ne lui mentez pas. Cela ne sert à rien.

Pour lui tout ce qu'il vit est réel.

Ma pensée est elle toujours en cohérence avec mes actes ?

Il m'arrive d'avoir l'intention de faire quelque chose et de faire le contraire.

C'est ainsi que, alors que mon souhait était de restreindre mon investissement dans le monde agro industriel, je me suis pourtant retrouvée en poste à responsabilité au cœur du domaine des abattoirs.

Si à l'époque j'avais été plus cohérente, plus à l'écoute de moi même, je n'aurais sans doute pas eu besoin d'aller toucher l'opposé extrême à mes aspirations pour pouvoir revenir ensuite à mon essentiel.

Vivre le paradoxe a certes été une expérience enrichissante, mais j'aurais aussi bien pu m'y perdre.

Et dans mon quotidien, pourquoi est ce que j'accepte de ne pas aller à une conférence dont le sujet m'attire vraiment juste parce que mon conjoint, ami, voisin, collègue me persuade du contraire ?

Qu'est ce qui me limite dans mes choix ?

Soit une peur soit une croyance.

L'ambition ? La peur de m'affirmer ? La peur de lâcher ? La peur de décevoir ? La croyance que c'est impossible, indécent, incorrect ?

Le cheval m'apprend à me mettre corporellement et donc activement en cohérence avec mon intention.

D'une intention reliée à mon intérieur et d'une posture cohérente, naîtront des actes justes.

C'est peut-être cela que l'on nomme « Alignement ».

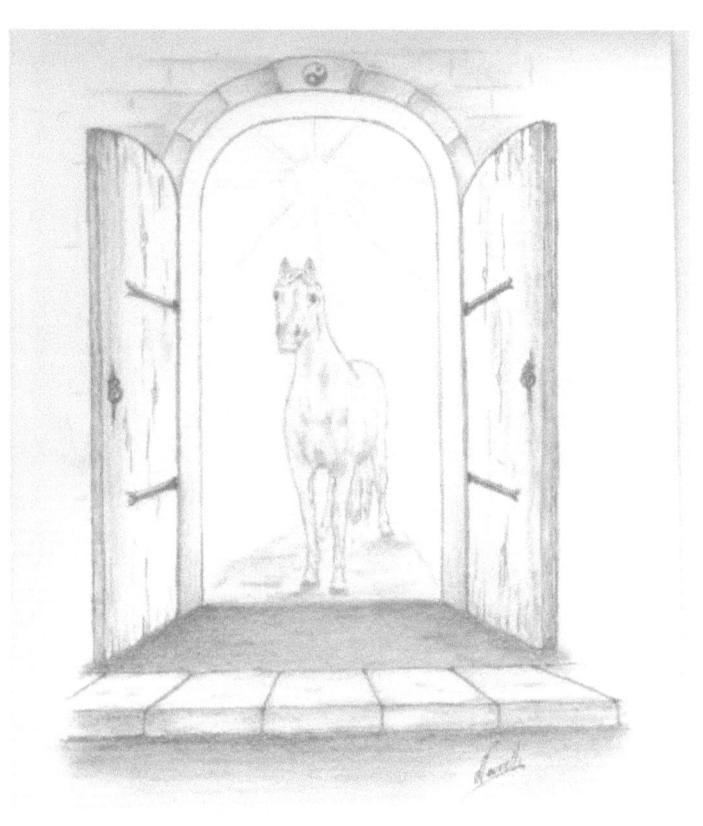

De l'espace créé dans votre conscience par cet

apprentissage jaillira une nouvelle force.

La force yin est puissante.

L'absence de yin est faiblesse.

Chapitre 24 - FACE A FACE : OU SE CACHE L'AGRESSIVITE ?

La pratique du Tai Chi Chuan passe par un exercice trop peu pratiqué : le travail à deux (dénommé Tui Shou).

Le Tai Chi Chuan n'est pas seulement une gymnastique douce, c'est avant tout traditionnellement un art martial.

Il passe donc par un travail à deux de face à face et de contact physique. Un des protagonistes amorce une attaque, le partenaire l'absorbe, la transforme et la renvoie à l'autre dans un seul geste. Le premier absorbe à son tour , transforme et renvoie à nouveau. Ainsi de suite.

C'est une jeu sans rupture de contact. Ce contact doit rester léger, subtil. Il est permanent mais il n'y a aucune contrainte physique, la force musculaire brute est à amoindrir pour laisser la place à la force pneumatique, celle qui vient du souffle, de la libre circulation de l'énergie interne. Elle s'exprime dans un état de relaxation intérieure.

Savoir comment évolue son partenaire nécessite de développer l'écoute.

La qualité de l'écoute dépend de la qualité du contact avec son partenaire, là encore le relâchement profond laisse le passage au maximum d'informations. Toute contraction musculaire excessive entraîne une crispation du mental et réciproquement, nuisant ainsi à la qualité de l'écoute.

Or dans le face à face en situation martiale, ce sont les réflexes de survie qui ressortent , et ces réflexes sont rarement des réflexes de relaxation et d'écoute mais plutôt des réactions instinctives qui varient de la fuite à la riposte (« avoir le dernier mot ») voire dans certains cas extrêmes à l'absence de toute réaction (il y a alors sidération et perte de la présence donc de la relation). Ces réactions réflexes dépendent de l'histoire de la personne et de son vécu.

Je ressens beaucoup d'analogie dans le face à face avec le cheval.

Lorsque l'humain se place devant le cheval avec une intention de « vouloir gagner » ou « vouloir contrôler la situation », l'animal lui renverra tout ce que ce « vouloir » sous entend dans les dimensions profondes de son être, conscientes ou inconscientes.

Dans la situation du face à face, l'espace temps n'existe plus. Seule la situation génère la réaction, le raisonnement n'a plus d' intérêt.

L'expression de l'expérience de cet « ici et maintenant » permet de souligner un ressenti qui constituera le point de départ du travail sur soi. Tout est là !

Nous sommes ce que nous sommes à chaque instant et nous ne pouvons occulter notre passé, nos souffrances , nos frustrations. Mais peu importe ces éléments passés, présents ou futurs, nous n'avons pas à les analyser ou à les exprimer, ils sont là tout simplement. Et le cheval les voit.

C'est là toute la puissance magnifique du cheval : offrir une occasion exceptionnelle de s'observer sans masque et sans mensonge, et donc de le transformer.

Dans son ouvrage « *Vivre en paix* »*, Thierry Janssen explique :

« En devenant pleinement conscient de qui nous sommes dans l'instant, nous pouvons abandonner nos peurs et connaître la paix. Car nos peurs n'existent pas toujours qu'en fonction de notre angoisse de ne pas avoir bien existé dans le passé ou de ne plus exister dans le futur ».

Dans le face à face, émergeant du plus profond de l'inconscient, la peur de perdre et l'impression de danger déstabilisent le pratiquant de Tai Chi Chuan ou le cavalier et font surgir des réactions ancrées dans les mémoires. Ainsi la volonté de contrôler la situation prendra des aspects différents, les schémas mentaux réflexes sont stimulés et s'expriment immédiatement dans le corps.

Seule la prise de conscience de ces états permettra de les modifier.

C'est l'étape précédant le lâcher prise.

Je dois admettre que de mon côté c'est bien l'envie de gagner qui m'a conduite à pratiquer un art martial. Enfant je me battais avec mes frères, plus tard je me battais avec la réussite, puis avec le travail. J'usais de la force yang en négligeant le yin. C'est à la fois la pratique du Tui shou et le travail avec Hacienda qui m'ont révélé mon agressivité cachée.

* « Vivre en paix » Thierry Janssen, les petits collections Marabout

C'est en apprenant le « savoir perdre » et la souplesse au lieu du « gagner à tout prix » que j'ai amélioré mes performances.

Sans confondre souplesse et mollesse, apprenez à perdre !

C'est une expérience pas un échec.

De l'espace créé dans votre conscience par cet apprentissage jaillira une nouvelle force.

La force yin est puissante.

L'absence de yin est faiblesse.

Chapitre 25 - CROYANCE OU SAVOIR ?

Quand l'homme traite t'il le cheval comme un objet utile à son bien être ?

Quelles habitudes se sont transmises de génération en génération, occultant la nature primaire de ce noble animal ?

Je croyais que mettre mon cheval en box et lui donner à manger, le brosser, le bichonner, c'était satisfaire à ses besoins.

Je croyais que monter mon cheval pour lui faire faire de l'exercice c'était entretenir son corps et sa bonne forme physique.

Je croyais je l'amour que je lui donnais était suffisant pour qu'il soit heureux.

Je croyais qu'un cheval pouvait bien vivre sans congénères.

Je croyais que mettre des fers sous ses pieds c'était lui protéger les pieds.

Je croyais que mettre un mors dans sa bouche était un gage de sécurité pour moi, une aide au travail pour lui.

Je croyais que « placer » le cheval en jouant sur les rênes et le mors lui permettait de s'engager et de muscler son dos.

Je croyais que nourrir mon cheval aux granulés était indispensable pour sa santé.

Je croyais que donner un coup de cravache ne lui faisait pas mal.

je croyais ce que j'avais lu, ce qu'on m'avait dit, ce qu'on m'avait appris.

Aujourd'hui je ne crois plus, je sais.

Je sais qu'un cheval a besoin d'espace, de liberté, de contact avec ses congénères.

Je sais que marcher et chercher sa nourriture est sa principale occupation et conditionne sa santé.

Je sais que l'aimer c'est aussi prendre en compte ses besoins naturels.

Je sais que le cheval cache une douceur incroyable dans un corps de géant.

Je sais que le cheval est d'une sensibilité exquise et éprouve de la douleur au mors, à la cravache, aux éperons.

Je sais que le cheval est plus équilibré sur ses membres car il peut « percevoir » le sol quand il est pieds nus.

Je sais que lorsque je vois une démonstration spectaculaire de dressage, je me pose toujours la question du « comment a-t-on fait ? » avant de m'ébahir.

Je sais que le chemin de l'amour passe par les étapes acceptation, remise en question, transformation.

Je sais que le cheval réagira en fonction de qui je suis, qu'il ne tient qu'à moi de chercher qui je suis réellement.

Je sais qu'il m'aide si je veux bien l'écouter.

Je sais que le cheval a une âme et qu'il peut me la montrer.

Je sais que le cheval voit mon âme et qu'il peut me la montrer.

Je le sais parce que je l'ai vu, entendu, vécu, ressenti, dans mon corps lorsque je suis enfin allée à sa rencontre.

Mais je ne sais pas ce que je ne sais pas.

Je ne sais pas tout ce que peut m'enseigner le cheval.

C'est l'expérience qui fait avancer.

Toute vérité n'est vérité que pour soi.

C'est comme cela que le cheval nous enseigne.

En nous faisant expérimenter.

Pour soi.

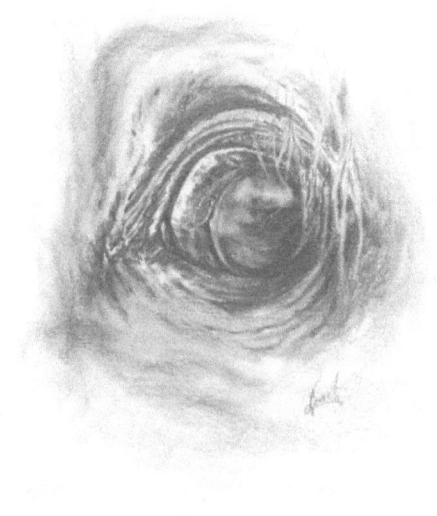

Alors je plonge mon regard dans ton œil

Et je pars

Dans un rêve

Chapitre 26 - COUP D'OEIL

Depuis le premier jour, l'œil d'Hacienda a changé.

Je ne vois plus autant le blanc.

Les barrières de protection sont tombées.

Je perçois l'intérieur de son œil.

Et parfois j'ose dire que j'aperçois son âme…

Quelle idée saugrenue !

Voir le monde et ressentir la puissance de l'amour juste en regardant l'œil d'un cheval ?

Alors ne croyez rien de ce que je vous dis là.

Mais juste,vivez le !

Au moins une fois.

Répondez à l'invitation.

Quand vous sentez que c'est le juste moment…

… plongez !

Et ressentez !

Plus tard dites le autour de vous !

Sans attendre en retour qu'on vous croit….

Ton oeil

Il m'est arrivé de plonger dans ton œil.

C'est un jour sans promesse
Un jour sans attente
Un jour comme un autre
Là au milieu du champ
C'est une invitation
Qui m'est offerte
Et je l'accepte
Alors je plonge mon regard dans ton œil
Et je pars
Dans un rêve.

Dans ton œil,
Je vois le monde et sa réalité
Dans ton œil
Je vois la beauté et la violence
Je vois la pureté et l'innocence
Je vois la Vie
Je ressens sa puissance
Je ressens sa joie
Je ressens la douceur
Je ressens l'amour.

Et puis je reçois

Je reçois l'Amour

Celui qui t'habite

Celui qui te vis

Par ton oeil

Je me laisse envahir

Ça remplit tout mon être

De gratitude

Divine

Maintenant je peux

Fermer les yeux.

Chapitre 27 - OSER

J'ai maintenant perçu l'importance de respecter mon état d'avancement et de ne pas me forcer à gagner des exploits à cheval.

Pourquoi s'encombrer de « Il faut que... » ?

Monter à cru et en licol m'a contrainte à oser seulement ce que je me sens capable d'assumer.

En même temps, pour avancer j'ai besoin de sortir de ma zone de confort et ma jument m'accompagne avec bienveillance, voire me devance.

J'ai mis longtemps à oser galoper à l'extérieur.

Et pourtant plusieurs fois je sentais Hacienda prête à m'emmener dans cette expérience.

Je sentais qu'un seul mot ou même une seule pensée d'assentiment de ma part et elle démarrerait au quart de tour.

Je m'excusais auprès d'elle, lui disais que je n'étais pas encore prête, que je ne me sentais pas assez à l'aise sur son dos. Ce n'était pas le galop en lui même qui me faisait peur, c'était la transition entre le galop et le trot, au moment du ralentissement.

Pouvoir lui exprimer tout cela et constater qu'elle ne forçait rien, m'a permis tranquillement de me préparer. En fait, la seule préparation consiste à se décontracter et lâcher sa peur pour pouvoir au moment de la transition rester dans cet état de relâchement et d' équilibre qui fait que le corps suit le mouvement du cheval sans crispation.

Il ne s'agit pas de s'agripper au cheval avec les jambes, mais de laisser le mouvement de celui-ci bouger son corps. Aucune prise ne « sécurise » la posture, c'est l'équilibre qui le fait.

Un jour, je me suis sentie prête.

J'ai choisi un beau chemin, suffisamment large et confortable pour ma jument.

Je suis partie au trot et je lui ai dit « Allez vas y, emmène moi. », et elle a volé !

Je ressentais la joie dans son mouvement, j'ai goûté à la perception de la vitesse en me sentant accompagnée. Elle m'emmenait dans son monde emprunt de liberté et j'étais transportée.

Avec la vitesse, l'axe de mon corps s'est légèrement incliné vers l'avant et à mon tour je l'accompagnais par mon mouvement.

Et puis le bout du chemin est arrivé et j'ai caressé son encolure en lui demandant de ralentir, ce qu'elle a fait tranquillement. Nous nous sommes arrêtées au bout du chemin avant le route. Je suis descendue de cheval et je l'ai remerciée en entourant son encolure de mes bras.

J'avais gagné la course !

Pas la course CONTRE d'autres chevaux, d'autres cavaliers, d'autres performances.

J'avais gagné la course AVEC moi et à MON rythme.

Ensemble.

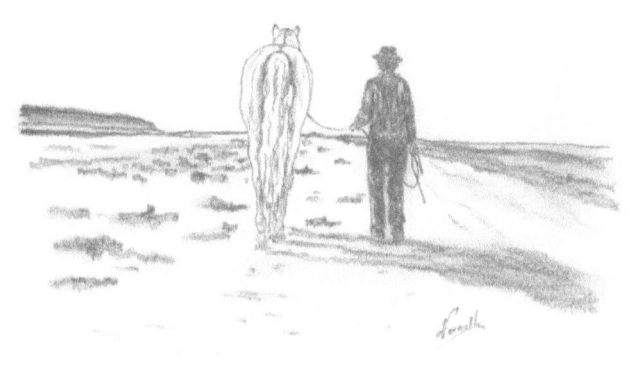

C'est comme une évidente complicité qui se bâtit

A   chaque pas accompli

Ensemble.

Chapitre 28 - JE MARCHE ET J'APPRENDS

Plus j'approfondis ma relation avec Hacienda, plus je m'oriente vers l'autonomie.

Je veux pouvoir faire face aux situations du quotidien sans aide extérieure.

Voilà maintenant cinq années que nous nous sommes rencontrées et que nous cheminons ensemble.

J'ai fait beaucoup d'erreurs, mais j'ai aussi tellement appris grâce à elle et aux personnes que j'ai rencontrées et qui m'ont enrichie de leur expérience et points de vue.

Un de mes rêves a petit à petit refait surface: partir seule avec mon cheval, en randonnée, sans mors, sans selle, sans fers à ses pieds.

C'est le moment. Je sens que je suis prête et je sens qu'elle est prête.

J'ai confiance en notre relation et je sais que nous nous appuierons l'une sur l'autre face à toute difficulté.

Ses peurs ne seront pas les miennes et mes peurs ne seront pas les siennes.

Si je me perds, elle, elle n'est pas perdue.

Si elle a peur d'un énorme tracteur ou d'un chevreuil qui passe, moi je n'ai pas peur du tracteur ni du chevreuil.

C'est décidé, nous pouvons partir.

J'ai acheté un tapis de monte à cru pour pouvoir y accrocher des sacoches et soulager son dos. Elle portera ses chaussures pour lui enfiler en cas de terrains trop cailouteux.

Mon chargement est limité et je vais juste prendre le minimum afin de goûter pleinement cette liberté. Une voiture m'apportera ma tente au lieu de repos le soir. L'aventure est modeste !

La météo n'est pas au mieux. Nous sommes début juin et il pleut tout le temps.

Il y a des orages. Je pars quand même.

La boue sous les pieds, le chapeau sur la tête je pars.

Et le ciel s'éclaircit, comme par enchantement.

Nous avons marché pendant cinq jours. Même si cela peut paraître peu, je l'ai vécu comme une vraie expédition.

Nous avons traversé la lande, la forêt, parcouru les chemins creux, nous nous sommes perdues dans les villages et les routes, avons galopé dans les dunes, marché sur le sable, dans la mer, franchi les cours d'eau. Je n'ai jamais eu peur, je ne me suis jamais sentie seule.

J'ai marché autant qu'elle m'a portée.

J'ai attrapé des ampoules aux pieds tellement j'ai marché.

J'ai compris l'importance du confort des pieds pour pouvoir avancer.

Je pensais aux alpinistes qui doivent leur survie à l'état de leurs pieds.

Alors le dernier jour, celui du retour, je lui ai demandé de me porter la journée complète car j'avais trop mal aux pieds.

Mes chaussures me blessaient, et elle, allait sans hésitation les pieds nus sur les cailloux.

Il y avait l'avant randonnée, il y a l'après !

Rien n'est plus pareil et rien ne s'explique que de le vivre.

Marcher dans le silence avec mon cheval nous a fait passer à un autre niveau dans la relation.

C'est comme une évidente complicité qui se bâtit à chaque pas accompli ensemble.

Marchez , marchez avec votre cheval, observez, écoutez le, interrogez le.

Les réponses chemineront jusqu'à vous par votre cœur.

N'oubliez jamais que c'est le meilleur professeur.

Il sait tout de vous.

Mais de lui vous en savez si peu.

Apprenez le

et remerciez le.

Tes pieds

Jamais jusqu'à ce jour
Tes pieds ne t'ont semblé
Si graves et si aimables
Fidèles compagnons
De cette nuit d'étoiles
Où la lune s'approche
Pas à pas de tes lèvres

Le souffle peut manquer
Quelques instants de doute
Mais les pieds eux jamais
Ne peuvent s'oublier
Bouées de crampons
Radeaux de cuirs
Dans cette mer glacée
Ils te suspendent au vide
Ils t'arrachent à la pente
Ils te poussent au devant

Jamais jusqu'à ce jour
Ils n'avaient tant briller
Tout rutilants d' orgueil
Face aux mains encordées
Et bienfaiteurs aveugles

Solides et solitaires

Obstinément complices

De ta rage d'aller

De mener, de grimper

Au triomphe là haut

Jamais jusqu'à ce jour

Ils n'avaient tant compté.

Chapitre 29 - ENCORE LE DOUTE

Depuis notre randonnée, lors de nos promenades à pied, je te lâche dès que possible.

Je ne tiens plus la longe du licol.

Je marche devant et tu me suis. Parfois tu prends ton temps, tu broutes une herbe à droite à gauche sur le chemin pendant que j'avance, et tu prends de la distance.

Cette habitude s'est mise en place progressivement à chaque balade.

Au début, je n'osais le faire que sur le chemin du retour, sachant pertinemment que tu marcherais dans la direction de ton lieu de résidence vers les autres chevaux et donc ne ferais pas demi-tour.

Car c'est le demi-tour que je craignais. J'avais vu souvent étant plus jeune des chevaux qui après avoir désarçonné leur cavalier, reprenaient seuls au grand galop le chemin du retour vers l'écurie.

Certes dans le sens du retour, j'osais te lâcher et même laisser de la distance s'installer entre nous.

Petit à petit, j'ai commencé à te lâcher dans le sens de l'éloignement.

Petit à petit, j'ai tenté de te donner cette liberté et de croire sans limite au plaisir que tu avais de bien vouloir me suivre.

Au début, je devais particulièrement surveiller mes pensées.

Je marchais devant toi et quand je sentais le moment où tu te stoppais, je m'immobilisais aussi.

Très souvent tu t'arrêtais et tu regardais derrière toi. C'est à cet instant que mon mental s'emballait: « Que va t'elle faire ? Et si elle fait demi tour ? Et si elle part au galop ? Je n'ai rien pour la retenir, je suis trop loin.....». J'entendais les remarques d'observateurs imaginaires autour de moi « C'est dangereux ! ».

Chaque fois que ces interrogations se sont imposées et bousculées dans ma tête, tu as fais demi tour (heureusement sans prendre le galop, tu as la gentillesse de m'attendre te rattraper).

Par contre, si je restais connectée à l'instant présent, sans y projeter mes peurs, sans que le doute m'envahisses, tu reprenais tranquillement ta marche derrière moi.

Aujourd'hui je ne me pose plus de questions.

Au cours de nos promenades, sorties de la route, dès le premier chemin, je te laisse la liberté.

J'adore cette sensation de se promener ensemble !

Il arrive que tu t'arrêtes, que tu regardes en arrière. J'aime observer cet instant où tu te poses la question de faire demi tour pour rejoindre tes amis et ton écurie ou de me suivre. Je le vois dans ton regard. Mais je laisse la place à ton propre doute sans y rajouter le mien, je laisse la place à l'expression de ton choix.

Chaque fois que tu choisis de poursuivre avec moi et que tu reprends ta marche vers l'avant je suis remplie de gratitude.

Certes, il arrive que tu te retournes, ou quelque fois que tu empruntes un autre chemin quand nous sommes à un carrefour, mais jamais tu ne repars en courant, je peux toujours revenir près de toi.

Je reste attentive à mes pensées. Suivant les jours, je suis plus ou moins bien installée dans l'« Ici et maintenant » avec toi, mais j'en ai de plus en plus conscience et je m'adapte à cet état.

Encore un bon exemple que les peurs et le doute sont créateurs d'événements indésirables.

Cela ne signifie pas que je ne serai pas confrontée à des événements indésirables. Mais si je ne les nourris pas avec des pensées aggravantes, ma manière de les aborder et de les gérer sera active et constructrive, et non pas destructrice.

Chapitre 30 - DEMENAGEMENT

C'est décidé ! Ma nouvelle vie n'est plus en ville.

Je sens l'appel de la reconnexion avec les arbres, le besoin d'avoir Hacienda auprès de moi.

Je vais déménager. Grâce à la communication animale que je pratique maintenant régulièrement, j'ai parlé à Hacienda. Elle le sait déjà depuis quelques mois.

Elle partira du troupeau dans lequel elle vit aujourd'hui. Elle est prête. Je ne la laisserai pas seule dans un champ elle aura un compagnon ou une compagne.

Je suis au centre équestre où Hacienda est hébergée et elle est là en liberté autour de moi, à brouter ou à aller grignoter du foin tranquillement pendant que je la brosse et que je discute.

Cela fait des mois que lorsque je viens la voir, je la laisse en liberté dans le centre équestre en dehors de son paddock.

Jamais elle ne cherche à partir seule sur la route.

Ses amis sont là tout autour, pourquoi voudrait elle franchir la barrière et s'éloigner ?

Au mieux elle va manger un peu d'herbes hautes du talus sur le chemin d'accès et puis elle revient vite.

Je parle avec la propriétaire du centre équestre et je lui annonce que ça y est j'ai la convocation chez le notaire pour signer l'achat de ma nouvelle maison et du terrain.

Nous discutons sans faire trop attention à Hacienda.

Je m'apprête ensuite à aller mettre le licol à Hacienda pour l'emmener se promener, quand à ma grande surprise je la vois prendre le chemin et partir tout droit d'un bon pas toute seule.

Je l'appelle. Elle s'arrête, retourne la tête et je traduis, « Bon alors tu viens on y va ! » et repart.

Je cours pour la rattraper, juste au moment où elle arrive à la route.

Je crois que l'annonce de la signature et du déménagement futur a fait son effet.

Elle est visiblement prête à partir. Elle me le fait comprendre !

Depuis que j'ai ouvert la porte à la communication animale elle s'exprime encore plus par ses gestes et attitudes. Elle me montre !

J'ai donc dû lui expliquer que ce n'était pas tout de suite, qu'il faudrait encore patienter quelques mois.

Elle n'a pas envie.

Mais bon, j'ai compris son désir.

Je sais qu'elle m'a entendue.

Chapitre 31 - COMMUNIQUER EN MARCHANT

Je marche.

Je marche avec toi.

Je marche à tes côtés.

J'aime me promener avec toi Hacienda.

Nous partons dans les chemins creux de Normandie et nous marchons.

Je ne sais plus qui promène qui, peu importe.

Ce sont nos moments privilégiés, parfois des moments de grâce. Si simples pourtant. Tellement simples que je ne raconte pas, ou peu, parfois seulement .

Un regard dans lequel au hasard de la marche je me retrouve immergée; une sensation de liberté, une émotion, une pensée jaillissent, tu me parles, tu réponds à mes questions, à ta manière .

J'écoute, je n'entends pas toujours, je ne comprends pas toujours.

Je me sens petite à côté de toi qui évolue dans ton élément et comprends tout de la nature.

Et parfois le miracle se produit, comme aujourd'hui.

Il fait gris, il pleut même par moments. C'est un dimanche de début d'automne, avec un aspect triste, triste en surface, comme une vitre embuée. Mais quand on l'essuie, on voit derrière que la lumière est bien là, discrète, mais belle, si belle.

Je marche et en partant je te demande de m'aider à comprendre pourquoi j'ai mal au dos depuis quelques semaines. Ces mois d'été ont été une transition avant l'arrêt de mon travail administratif.

Je sais que j'ai encore des résistances, des peurs, j'ai déjà tellement « travaillé » sur ces peurs, pour les identifier, les accueillir avant de les laisser passer leur chemin. Mais le raisonnement ne sert à rien. Je vais vers l'inconnu et je résiste encore, est ce là la cause de mon mal de dos ? Quel signal mon corps m'envoie t'il ? Je croyais l'avoir déjà compris. Pourquoi continue t'il à me labourer le bas du dos ?

Je marche et tu es derrière moi.

Comme souvent quand nous sommes seules je te donne ta liberté. J'adore cette sensation quand tu me suis de ton plein gré. Tu prends ton temps pour brouter une touffe d'herbe, chiper une branche de noisetier, une pousse de ronce , et tu me rattrapes. Ou bien tu t'arrêtes brouter plus longtemps et c'est à moi de t'attendre ou de te rejoindre. Que j'aime ces moments de complicité !

Aujourd'hui, je te lâche très vite. J'ai mal au dos. Je te demande de m'aider à comprendre.

Tu suis, je trouve même que tu marches d'un bon pas derrière moi, tu me pousses presque. Je traverse la route en te tenant, puis nous continuons notre balade conjointe.

De temps en temps je m'arrête pour ramasser une châtaigne ou un gland séché. Tu viens me voir. Tu sais que je le fais pour toi. Je te l'offre à manger, et puis nous continuons.

Tu me laisses prendre de la distance.

Alors que tu es loin derrière moi, je ressens soudain une émotion très vive de peur, les larmes me viennent. Ai je peur que tu fasses demi tour ? Non ce n'est pas cela.

Et soudain je comprends.

Je comprends ce que tu me dis, ce que tu m'envoies.

Je comprends dans mon corps, dans mon cœur que j'ai peur d'avancer seule, toute seule vers ce nouvel horizon.

Je le ressens très fort dans mon ventre, l'émotion me submerge, mais tu ne fais pas demi tour, au contraire tu continues à marcher vers moi d'un bon pas.

Je continue, je marche, je marche, je pleure et tu es là, toujours là.

L'émotion m'envahit, je l'accueille et la laisse remplir chaque parcelle de mon corps et puis pas à pas, tout doucement, je sens qu'elle se dissipe, puis disparaît.

Les larmes sont toujours là, mais maintenant je souris.

Je souris d'avoir compris. Pas avec mon cerveau cette fois, mais avec mon corps !

Ainsi j'ai pu lâcher prise à cette résistance.

Je te regarde, tu as l'air satisfait.

Nous continuons note promenade sous la pluie, dans le bois, dans le chemin, en liberté, toutes les deux en liberté. Nous marchons deux bonnes heures ainsi, sous la pluie et sous les nuages, j'ai chaud.

Merci Hacienda de m'avoir fait ressentir ma peur.

Merci de m'avoir accompagnée pour la recevoir et la transformer.

Merci.

Je ne monte pas sur ton dos de toute cette promenade.

Pourquoi te chargerais-je le dos alors que tu viens d'alléger le mien d'un poids lourd de la manière la plus simple qui soit ?

Je t'aime mon amie Hacienda, tu es belle , tellement belle. J'aime te regarder vivre, te voir jouer, galoper, t'entendre brouter et mastiquer, te sentir goûter les multiples saveurs que la nature t'offre.

Tout cela est si simple, si beau.

J'aime ces moments de grâce où nous ne savons plus pourquoi nous sommes là.

Nous sommes juste là.

C'est tout.

A la question « Quels sont les principes que j'applique avec mon cheval pour développer cette relation ? », je réponds que c'est la recherche de la simplicité et de l'humilité qui constituent le socle de la construction.

Le secret est dans l'authenticité.

Seulement voilà, c'est précisément ce qui est difficile.

Être authentique n'est pas être parfait, c'est au contraire reconnaître à tout instant ses imperfections comme ses perfections.

Alors c'est évident qu'il y a des hauts et des bas.

Je ne monte jamais à cheval si je ne me sens pas prête à rester à son écoute.

Je ne monte jamais à cheval si je ressens de la colère, de l'agression ou de la rancœur.

Je ne monte jamais à cheval pour une démonstration si je ne suis pas prête à assumer que le cheval ne s'exécute pas.

Je ne monte jamais à cheval si je ne ressens pas la joie de monter.

Je ne monte jamais à cheval si je ressens la tristesse du cheval.

Je ne monte jamais à cheval si je ressens de l'insécurité.

Monter à cheval n'est qu'un aspect de la relation, il y a tant d'autres moyens de la développer: Etre en sa présence sans rien attendre, le caresser, l'emmener brouter, le masser, lui parler, l'écouter en silence, marcher à ses côtés, lui apprendre des tours à pieds.....

Je monte à cheval quand lui et moi sommes prêts.

Je monte à cheval quand je suis dans son monde avec lui.

Je monte à cheval quand je crois en la confiance entre nous.

Je monte à cheval quand je suis en harmonie avec mon ressenti.

Je monte à cheval quand je suis libre de toute contrainte de réussite.

Je monte à cheval parce que j'en ressens l'envie, pas par obligation.

A cheval si je me sens m'énerver, me déconnecter ou me laisser gagner par l'angoisse, je descends.

Chaque fois que je descends, je remercie le cheval et je m'observe.

Si je sais m'observer avec bienveillance, je reste authentique.

Et dans l'authenticité s'exprime l'amour.

C'est ma recherche, ma manière de progresser.

Quand je sens que je progresse je me félicite.

C'est ma manière de prendre confiance.

Et de garder le sourire.

Toujours garder le sourire.

Et surtout ....

surtout....

....s'émerveiller !

EPILOGUE

Hacienda

Qui es tu pour moi ?

Et pourquoi faudrait il que ce soit pour moi ?

Dans ces instants présents

Partagés avec toi

Je ressens

La vague d'émotion monte

Du fond de mon ventre

Et vient éblouir l'espace

De mon cœur

Elle se nourrit de nos regards

Ton regard sans attente

Mon regard sans demande

Puis disparaît

A regret

Mais je sais que tôt ou tard

La vague reviendra

Plus puissante

Plus aimante

Car c'est le chemin du qui je suis

Si parfois je m'égare

Tu me ramènes à lui

Qui es tu ?

Mais qui es tu donc ?

Tu es celle

Fidèle

Qui me montre

Qui je suis

Simple

Humaine

A la clôture de ce livre, Hacienda m'a transmis un message.

Il s'adresse à chacun d'entre nous, qui honorons les chevaux et tous les animaux qui nous accompagnent au quotidien, de près ou de loin.

C'est un message d'Amour de la Vie.

Lisez le....

Et laissez vous inspirer...

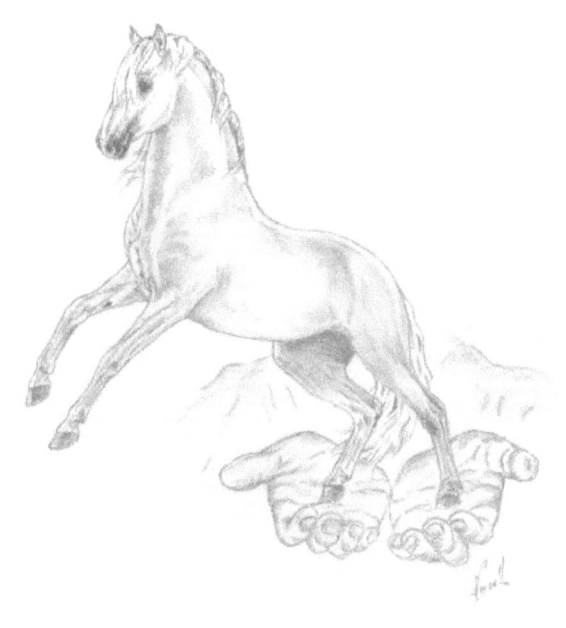

« LES CHEVAUX ONT DES AILES

REDONNE LEUR LEURS AILES »

Hacienda

En savoir plus, mes favoris :

A propos de communication animale :

- « La communication animale, une rencontre d'âme à âme », Fabienne Maillefer, éd. BoD,2015, site communicationanimale.org
- « La connexion perdue », Martha Williams, éd.Jouvence, 2006
- « Communiquer avec les animaux », Laïla Del Monte, éd.Véga, 2008
- « L'effet Mowgli » Jean-Luc Janiszewski, éd.Le temps Présent, 2007

A propos de la conscience animale :

- « Le cinquième rêve », Patrice Van Eersel, éd.Le livre de poche, 2011
- « Plaidoyer pour les animaux », Mathieu Ricard, éd.Allary, 2015
- « Vivre avec les animaux : une utopie pour le XXIième siècle », Jocelyne Porcher, éd. La découverte, 2011

A propos du langage corporel et les chevaux :

- « Lorsque les chevaux nous parlent : langage corporel et équitation positive », Klaus Ferdinand Hempfling, éd.Vigot 2013
- « L'équitation centrée », Sally Swift, éd.Belin, 2011

Pour me joindre :

Pascale Piette

amanima.contact@gmail.com

Site internet : www.amanima.fr